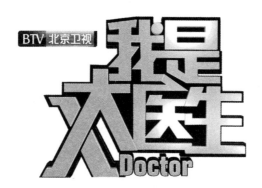

BTV 北京卫视 我是大医生 Doctor

医生不说你不懂

1

北京电视台《我是大医生》栏目组 / 著

江苏凤凰科学技术出版社 · 南京

图书在版编目（CIP）数据

我是大医生：医生不说你不懂 / 北京电视台《我是
大医生》栏目组著 . — 南京：江苏凤凰科学技术出版社，
2016.1（2021.9 重印）

（我是大医生系列）

ISBN 978-7-5537-5743-8

Ⅰ . ①我… Ⅱ . ①北… Ⅲ . ①疾病 – 防治 Ⅳ .
① R4

中国版本图书馆 CIP 数据核字（2015）第 295745 号

我是大医生系列

我是大医生：医生不说你不懂

著　　者	北京电视台《我是大医生》栏目组
责 任 编 辑	樊　明　葛　昀
责 任 监 制	方　晨

出 版 发 行	江苏凤凰科学技术出版社
出版社地址	南京市湖南路 1 号 A 楼，邮编：210009
出版社网址	http://www.pspress.cn
印　　刷	天津旭丰源印刷有限公司

开　　本	718 mm×1 000 mm　1/16
印　　张	13.5
字　　数	250 000
版　　次	2016 年 1 月第 1 版
印　　次	2021 年 9 月第 9 次印刷

标 准 书 号	ISBN 978-7-5537-5743-8
定　　价	39.50 元

图书如有印装质量问题，可随时向我社印务部调换。

让生命行走得更久远

这是一个讲究专业分工的年代，连保洁工都讲究一个专业性，更不要说"健康"这样关乎身体的大事了。虽然说起健康，每个人都能说上一大箩筐，但是真正对身体的了解程度，常人可能连1%都不到。厨房里最常见的盐可能就是胃癌的元凶，谁能想得到呢？脂肪肝并非胖子、肉食爱好者的专利，即便是体重不到50千克者、素食主义者也有可能患脂肪肝，你能相信吗？这些，都在现实中活生生地发生过。

不同的身体部位，会患上不同的疾病，这个部位出问题，会影响另一个部位；即使是大家不以为意的情绪，都有可能导致身体的器质性病变。这些现象连一个学习数年的专科医生也没办法明白透彻，更别说普通人了。

要想让大众简单、直接、高效地吸收健康知识，并不是一件容易的事情。我来讲，你来听，可能左耳进，右耳出；或者讲得不吸引人，干脆懒得听了。因此，如何使这些健康知识有趣、有料、吸引人，有效地被植入到受众的脑海当中，就成了知识传播者摆在案头的重中之重。毕竟，如果与生活贴得不够紧，不能够解决当前的问题，谁愿意花时间看这些呢？

从《养生堂》到《我是大医生》，栏目组可谓呕心沥血，不断挖掘新的选题，关注当前观众最频发、最亟待解决的问题，同时特邀在此方面有权威代表性，且有很高亲和力的医生讲解，因为他们懂得将专业系统的知识碎片化、形象化、生活化，讲起来趣味十足，让观众在娱乐当中就学到了知识。栏目组的这座"桥"搭得不可谓不辛苦。然而，通过这座"桥"，只有医生才懂得的专业问题，一点点被输送到观众的脑海当中，越来越多的人不仅越发清楚健康的重要性，更明白了如何才能真正获得健康，健康意识和健康知识都显著增加，前期搭"桥"所做的一切工作也都值了。

这些年，最频发的健康问题，中老年人莫过于"三高"、癌症，而女性则是生殖系统疾病，如宫颈癌、乳腺癌等居高不下，尤其是那些曾经风光一时的女明星因癌而逝的消息传出来，总会让人心有凄凄；而其他大大小小的健康问题，如不孕不育、尿失禁等，更是让人倍受煎熬又难以启齿……其实，疾病无大小，放屁、打嗝是生理特征，却都有可能由重大疾病引发，讳疾忌医只是缘于对身体特征的不了解。

身体是我们在这世间行走、实现一切人生理想的基础，就像汽车是代步工具一样，要想让汽车保持持续的动力，不在中途出故障，能够行驶得更持久一些，及时给汽车加油，定期去4S店养护，都是必须的。那么，面对终生陪伴我们的身体，我们是不是应该花费更多的心思进行打理、维护，让它也能使用得更久一些，让我们在这世界行走得更远一些呢？

现在很多人也有了体检意识，但这远远不够。充分的健康意识和充足的健康知识，才能让我们更好地使用身体，这便是《我是大医生》的宗旨，将更多、更好、更有趣、更实用的健康知识传达给大众，让大家能够更健康、更有活力，不被生活中杂乱的声音迷失了方向，能够活出生命本应有的长度和高度！

北京电视台《我是大医生》栏目组

2015.12.1

C O N T E N T S 目录

如履薄冰！
脏腑里的健康饮食地图

男女隐忧，
那些说不出口的"暗伤"

心脑血管为主，
时时需要保驾护航

"三高"难逃，
常备"良药"

别以为体形和性命没关系

最易被忽略的疾病，
你有几种

救命还是要命？
全在一个"吃"

01

CHAPTER

如履薄冰！

脏腑里的健康饮食地图

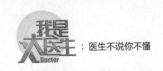

小心！最伤胃的"隐形杀手"

根据流行病学调查，世界上60岁以上的死亡者中有1/4的死因是患恶性肿瘤，其中胃癌占首位。我国每年也约有16万人因胃病而失去宝贵的生命。胃是人体之本，但很多人却连胃的具体位置都弄不清楚，更不用说对伤胃食物有所警惕了，就连一些资深医师也会忽略掉个别伤胃的"隐形杀手"。

✚ 健 | 康 | 顾 | 问

胃癌的致命元凶竟然是它

王成钢："有生活经验的家庭妇女都知道：猪肚是很难洗干净的——无论你怎么搓，猪肚依然很黏稠，似乎永远搓不干净。但是，如果将一种神奇的粉末倒在猪肚上，一切马上就不一样了！它会帮你轻松刮去猪肚上的那层黏液。这算是个生活小窍门，但是，在一个职业医生眼里，世间万物都逃不开'医学'二字，比如说这个猪肚，在你眼里它只是一个普通的猪肚，但在我眼里，它叫作胃。试想一下，如果我们不是把这种粉末倒进猪肚，而是倒进悦悦的人肚里，后果会怎样？"

悦悦抬手要打："我这叫胃，请你注意措辞，你到底想怎样？"

王成钢边躲边解释："我当然不舍得那么对你，我只是想说，万一我那么做了，那必然会对你的胃造成同样的巨大伤害。"

悦悦摆摆手，笑道："谁没事会把有巨大伤害性的粉末吃进胃里呢？"

王成钢一脸认真地摇了摇头："这种神秘粉末可不是什么危险的化学物质，它极为普遍，而且你每天都会主动把它吃到胃里，这种'神秘粉末'就是盐。"

悦悦："天呐！盐竟然对胃有巨大伤害性？"

栾杰点点头："是的，高盐，是导致胃癌的致命元凶。"

李建平："可能你只听说高盐导致高血压、心脏病，却没听说过高盐还可以导致胃癌。但这绝对不是危言耸听，有研究证明，在致胃癌的诸多饮食因素中，'高浓度食盐食品'为首要因素；习惯高盐饮食的人与口味清淡者相比，胃癌相对危险性增加191%，接近2倍。在我国的西北、东北和一些沿海城市的胃癌发病率相对其他的地方都要高，就是因为这些地方的人长期吃高盐的腌制品或是腌制的海产品。"

✚ 病 | 理 | 常 | 识

高盐是怎么导致胃癌的

人体摄入过量的高盐食物后，首先，它会抑制前列腺素E的合成，前列腺素E具有提高胃黏膜保护力的作用，如果前列腺素E的保护作用被高盐破坏，就使胃黏膜更容易受到攻击；其次，盐是一种高渗透的物质，它会对胃黏膜造成直接的损害，使胃黏膜发生弥漫性充血、水肿、糜烂、溃疡、坏死和出血等一系列的症状，而这些炎症和溃疡的长期存在，最终会转变成胃癌。

当然，高盐造成胃癌是常年累积后间接造成的。一旦癌细胞形成、爆发性失控，生长成肉眼可见的胃癌病灶时，根据患者不同年龄及生长代谢速度，这个过程最快可能只需要半年。最要命的是，80%的胃癌患者在早期是没有明显症状的，一旦发现就已经是晚期了。

悦悦："没有症状的癌症最可怕了，所以高盐的食品大家一定要注意控制！"

✚ 专 | 家 | 讲 | 堂

比高盐更可怕的杀手：亚硝酸盐

李建平 北京大学第一医院心血管病研究所副所长，内科主任医师、教授

释疑

腌制品对胃的损伤多是因为高盐的缘故，但事实并没有这么简单。腌制品里都含有一种危险的化学物质，叫作亚硝酸钠，亚硝酸钠也叫亚硝酸盐，这种物质被我们吃到胃里以后会形成一种很强的致癌物，叫亚硝胺，这是消化系统癌变的重要原因之一。

腌制的食物中为什么会有亚硝酸盐这种东西呢？因为它有两种作用：第一，可以让这些肉制品看上去更新鲜诱人；第二，亚硝酸盐可以杀死食物中的一些细

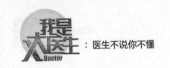

菌，达到延长保质期的作用。只要是腌制品，几乎都含有亚硝酸钠。因此常吃腌制品的人，患胃癌的风险相对就比较高。

亚硝酸盐不只是在腌制品里才有，我们买回来的蔬菜不做任何的加工，就这么放在家里，它里面也会产生。蔬菜里富含硝酸盐，在温度、湿度等外界因素的影响下会导致一些还原酶的产生，这些还原酶可以促进硝酸盐还原为亚硝酸盐。如果买回来的蔬菜储存的方法不对，蔬菜里的亚硝酸盐含量每天就会翻倍上升，甚至可以说：蔬菜在家多放一天，我们就会多吃进去一些亚硝酸盐，致癌的风险也就会越高。

对症

所以，吃蔬菜时最好选择新鲜的蔬菜，如果需要贮藏，冰箱冷藏最宜。而且，最长的贮藏时间不要超过5天，叶类菜的储藏时间不要超过3天，而且一旦发现叶菜发生萎蔫、掉叶，就表明其中亚硝酸盐含量已经大幅度上升了。如果叶片都出水了甚至已经变味，这个时候亚硝酸盐含量已经十分危险了，是绝对不能食用的。

除了要少吃外面卖的成品熟食以外，对于自己腌制的食物，在吃的时候有一个严格的时间标准，就是"前4天，后21天"。因为食物在腌制的过程中，前4天是亚硝酸盐含量比较少的时候，从第4天开始亚硝酸盐的含量会迅速增加，直到第21天的时候，它的含量就变得很低了，所以对钟爱腌制品的人来说，自己腌制的东西，腌制时间一定要把握好。

➕ 温│馨│提│示

小心身边的隐形盐

咸菜、酱豆腐、咸鸭蛋等都是高盐食品，这点很多人都知道。但最危险的，其实是在我们生活中潜伏很深的卧底——隐形盐！

茴香

茴香大家经逢年过节吃的概率更大。但就连很多医生也不知道的是：在我们常吃的蔬菜中，茴香的含盐量可以排在第一位。一旦不控制摄入量，就会对我们的胃造成极大的损伤。每人一天盐的安全摄入量是6克，世界卫生组织建议每人一天的吃盐量不超过6克，而500克茴香含2.4克盐，也就是说，如果我们用500克的茴香和个饺子馅，在没放盐之前就已经有2.4克盐了，已经占我们一天吃盐量的近一半了。有生活经验的人都知道，做茴香馅的时候一定比做白菜馅的时候放盐少，因为茴香本身就比白菜的含盐量多。

芹菜、茼蒿

在我们常吃的蔬菜里，茼蒿和芹菜的含盐量仅次于茴香，500克茼蒿和500克芹菜一样，都含有2克的盐。芹菜、茼蒿是我们吃火锅或是吃凉拌菜的时候常吃的食物，很多人吃芹菜的时候总感觉没味，会多放些盐，这样很容易出现盐摄入过量的情况。

面包夹香肠

吃着带咸味的香肠，高盐大家还可以理解，但是吃起来甜甜的面包怎么也含盐呢？事实上生活中很多盐，就是被我们这么不知不觉吃下去的。许多人的早饭是2片切片面包，中间夹几片香肠，再加一碗粥。这顿看起来很素很清淡的早饭其实也超标了！一根标准的350克的香肠含盐量是10克，切10片，一片就含有1克盐。面包为了增加口感和避开面粉发酵后产生的怪味，也会加盐，只是被甜味遮盖了，吃不出来而已，蛋糕也是如此。建议小孩和老年人少吃一些蛋糕类的食物，过甜或过咸的食物不但对胃肠道不好，而且对高血压患者和有心脑血管隐患的人也有不良影响。

✚ 实│用│妙│方

这些方法和食物可以保护胃

做菜不加盐，吃时现加盐

高盐是胃癌的隐形杀手，但我们平时有大量的盐都是在不知不觉中稀里糊涂吃进去的。好多人以为自己平时生活中挺注意控盐的，说自己做菜的时候只放了一点点盐，但就是因为这些隐形盐的累计，他们每天盐的摄入量依然还是超标。所以，为了大家的胃，建议大家采用"做菜不加盐，吃时现加盐"的做法，这样虽然有损菜肴的口感，但由于盐只能附在食物表面，而没有渗到食物里面，入口虽咸，但实际食盐量已大大减少。

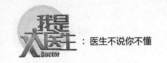

切片吃蒜

吃蒜真的有很多好处。首先，蒜里所含的大蒜素能明显降低胃中亚硝酸盐含量，减少了亚硝酸胺合成的可能，因而起了防癌成效；其次，蒜具有很强的抗菌、消炎作用，尤其对消化道的细菌，其抗菌杀菌作用更为明显，所以常吃蒜对胃肠道是很有好处的。另外，最好不要食用熟蒜，生吃为宜，而且要切片，让蒜片和空气接触10~15分钟之后再吃，因为氧化后的蒜抗癌作用会更强。

美味菇汤

"汤是餐桌上的第一佳肴"。汤养人，对我们一般人来说喝汤好，对于胃部手术之后的人，医生们建议吃的第一样东西也是汤。这里推荐给大家一道可以抗癌防癌，特别适合胃癌和有消化道疾病的人喝的养胃汤——猴头菇肉丝鸡蛋汤。

材料

猴头菇100克，猪瘦肉50克，鸡蛋1个，油(油食品)适量，盐、味精、葱花各少许。

制作

1. 先将猴头菇浸水泡发后洗净切片，再将猪瘦肉洗净切片，然后一起放入锅中，加水适量，慢火煮成汤。
2. 汤沸后打入鸡蛋，放入油、盐、味精少许，再放入葱花即可食用。佐餐食用，喝汤吃菇及肉。

> 需要提醒大家的是：猴头菇以个头均匀，色泽艳黄，质嫩肉厚，须刺完整，干燥，无虫蛀，无杂质的为质量好。在外观上，猴头菇菌丝呈白色、稍发暗。培养基不丰富时呈节状生长，气生菌丝少，爬壁力弱。

天真！别以为胃癌离你很远

胃癌最令人害怕的不单是其致死率，还有它的"传染性"。癌症本身不能直接传染，但导致癌症的细菌却可以传染。有一种能导致胃癌的细菌就能在你和别人一起吃东西的时候，彼此传染。所以，我们每个人都要警惕患胃癌的可能。胃癌虽然没有特别明显的早期症状，但我们还是能从消化系统出现的一些小细节上，找到可能患有胃癌的蛛丝马迹。如果能在一开始引起足够的重视，就有更大的机会在早期得到治疗。

✚ 健｜康｜顾｜问

▌经常胃痛是怎么回事

悦悦："对于早期没有明显症状的胃癌，我们只能被动地从饮食上预防吗？"

李建平："胃癌虽然没有特别明显的早期症状，但我们还是能从消化系统出现的一些小细节上，找到可能患有胃癌的蛛丝马迹。如果能在一开始引起足够的重视，就有更大的机会在胃癌早期得到治疗。"

悦悦开心地拍手："太好了！刚才王成钢说我一顿早饭就吃进去了一天的盐量，这个吃法我已经吃了很久了，现在想想真后怕，吓得我的胃都有点儿痛了。"

王成钢一脸关切地问："真痛吗？哪里痛？上腹部痛还是下腹部痛？如果痛的地方不对，那你的胃可能真的有大问题了。"

悦悦瞪着王成钢："你什么意思？就不能盼着我点好吗？"

李建平赶忙出来拉架："成钢是真的关心你，而且是从专业的医学角度在帮你分析胃的情况。疼痛的确是早期胃癌的征兆之一。

大部分人都有过胃痛的经历，但还是有很多人分不清哪里痛就是胃痛。胃位于上腹部，胸骨下方凹陷、肚脐上方(靠近心窝处)处。如果将肚子划分为四个区域来看，左侧偏中上的这部分区域的疼痛，最有可能是胃痛。

确定是胃痛之后，就是要看疼痛的时间。如果有些人经常胃痛，而且胃痛的时候没有什么规律，无论是餐后或餐前，或是在过饥过饱、暴饮暴食等状况下都

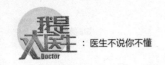

有可能发生胃痛的情况时，就基本上可以判断胃出现病变了。"

悦悦心有余悸地摸了摸胃："还好，我好像只有吃饱了以后才出现过胃痛的经历，还好是有规律的。"

李建平："那也要注意，如果有些人像悦悦遇到的情况一样，胃痛出现在吃饱了以后半个小时或1个小时之后，这可能是患上了胃溃疡。"

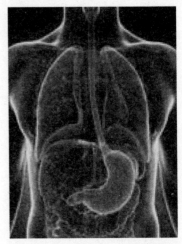

▲ 胃肠道图

✚ 病│理│常│识

不得不防的胃溃疡

胃里有很多的胃液，主要是由胃酸和胃蛋白酶组成，都具有较强的侵蚀性，在正常的情况下，胃肠道有自己完整的防御和修复功能，不会受到胃液的腐蚀，但是因为一些其他的因素，比如经常吃一些刺激性的食物以后，会破坏自身的防御功能，就可能发生胃酸及蛋白酶侵蚀自身黏膜而导致溃疡的形成。

大家千万不要轻视胃溃疡，尽管它不是肿瘤，但胃溃疡也会因为没有得到及时控制、饮酒、吃刺激性的食物，以及没有用药物及时治疗等，使得一些良性细胞渐渐变成恶性细胞，变成恶性肿瘤，最终转化为胃癌。

✚ 专│家│讲│堂

胃癌有哪些早期征兆

赵东兵 中国医学科学院肿瘤医院腹部外科副主任

释疑

胃癌一定是从胃的小毛病经过10年或是20年的时间最终变成的，而烧心和反酸就是最容易被我们忽视的胃癌早期征兆。

首先是烧心。烧心一般指的是胸骨下部的位置，也就是我们常说的"心窝"的位置，就像有一团火在燃烧，是一种烧灼感。这主要是因为胃里的食物"跑"

到了食管里导致的。胃里分泌胃酸，所以胃里的东西都是酸性的，而食管是碱性的，当酸性的物质"跑"到食管里以后，会腐蚀食管黏膜，就像是有一把火在心窝这儿燃烧一样，这就是我们说的烧心。

烧心通常有两种起因：一是吃得过饱，胃里盛不下这么多东西的时候会导致食物反流到食管里，导致烧心；二是经常吃甜或辣等刺激性的食物使胃酸分泌过多。胃酸过多除了会腐蚀胃以外，如果出现胃里的东西反流到食管里，感觉到烧心反酸的时候，说明你的食管也会被胃酸腐蚀，所以长时间有烧心反酸症状的人不仅仅是胃里容易出现问题，食管也会出现一些炎症。

其次，有些40~60岁的中老年人，在夜间或凌晨有类似心绞痛一样的胸痛症状，而且疼痛的位置在胸前区，也有可能是因为食物反流到食管，对黏膜形成刺激而产生的疼痛。所以遇到有心绞痛的患者如果检查心脏没有什么问题，要考虑去消化科检查一下，可能是胃出了问题。

另外，还有一个更加隐蔽的胃癌征兆，我们甚至压根不会把它往胃病上去联想，这就是贫血。患有胃癌的人，肿瘤破坏血管导致胃出血，有些人就会有呕血的症状，这是导致贫血的主要原因。我们怎么判断自己是不是贫血？很简单。第一看面色，贫血的人面色发白发黄；第二看眼底，贫血的人眼底发白，看不到什么红色的毛细血管；第三就是看指甲，正常人的指甲是粉红的，贫血的人会发白，就是我们按压之后的这种白。

最后，判断胃癌的症状时，贫血往往和黑便同时存在。黑便呈柏油状，我们也叫柏油便，这是因为正常的胃里的细胞2~4天就完成一个脱落和再生的过程，癌细胞也是一样的，这些脱落的细胞会被我们排出体外，但癌细胞里也有血管，所以胃癌的人往往会出现黑便的情况。

对症

改变生活方式是防止胃酸反流产生烧心反酸的重要方法。首先我们要做到避免过饱。"吃饱了撑的"自然会诱发食物反流导致烧心。其次，餐后适当站立走动，睡前不要进食。再次，避免进食刺激性的东西，刺激性饮料会刺激胃酸分泌过量，对胃造成损伤。比如白酒，酒精浓度超过10°，就会对胃黏膜有不同程度的损伤；浓茶、浓咖啡同样可以刺激胃酸的产生，同时还会使血管收缩，长期胃收缩将导致缺血，使得能够保护胃的成分无法达到胃部，使其失去保护作用。

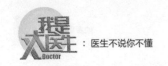

同时，提醒大家注意两点：第一，尤其是上了年纪的人，上完厕所以后，一定要注意大便的颜色，养成冲便前看一眼的习惯，若是呈柏油状的黑便，就要注意了。第二，胃癌是一个容易错过最佳治疗时机的疾病，而且胃癌患者有明显的家族聚集性。调查发现，胃癌患者的一级亲属（即父母和亲兄弟姐妹）得胃癌的危险性比一般人群平均高出3倍，所以建议45岁以上的人一定要做胃肠镜检查。这个不用年年查，如果第一次检查没事又没有家族遗传史，5年内就不用再查了。

✚ 温｜馨｜提｜示

胃癌是可以传染的

癌症不能直接传染，但导致癌症的细菌可以直接传染。有一种细菌就是在你和别人一起吃东西的时候被感染上的，而且这种细菌已经被确定为导致胃癌的第一致癌因素，它就是幽门螺杆菌。幽门螺杆菌的传染性很强，它常存在于带菌者的牙垢与唾液中，只要你和这个人夹了同一盘菜吃，都有可能被感染。好多上了年纪的人给小孩喂东西吃的时候会自己先咬碎了再给孩子吃，这是我们中国家长特有的习惯。然而，婴幼儿感染幽门螺杆菌大多正是由于大人口对口喂食造成的。

医学研究标明：幽门螺杆菌的感染有明显的聚集现象，家里如果有一个人带有这种细菌，几乎家里所有人都会被感染上。中国人喜欢一家人在一个盘子里夹菜，不光是夹给自己，还给别人夹菜吃。这种习惯使唾液里的细菌有机会通过筷子传播到食物上并在家庭成员之间相互传染。所以，为了您和家人的健康，适当改变用餐方式，从一双公筷开始，预防胃幽门螺杆菌的感染，降低引发胃癌的风险。

警惕"草莓鼻"

有研究数据表明，全人类大约一半的人体都携带幽门螺杆菌，只是它没有被引起重视或是携带者根本不知道而已。而且，幽门螺杆菌是难以根治的。幽门螺杆菌对抗生素具有耐药性，如果第一次根除失败我们就要在体内重新培养这些幽门螺杆菌，然后再进行第二次根除，所以，对于幽门螺杆菌来说，如何避免被感染才是最关键的。

如果你出现鼻子有些发红，而且毛孔比较大，也就是我们常说的"草莓鼻"，那可要警惕了。以前出现这种"草莓鼻"或是酒糟鼻都要去皮肤科检查，看是否和螨虫有关系。但现在有研究发现，幽门螺杆菌也可以引起皮肤红斑及毛细血管扩张，导致鼻头变红、鼻子的毛孔变大。所以，出现这种情况的人有可能幽门螺杆菌呈阳性，建议到医院做进一步的检查。

➕ 实|用|妙|方

多吃细碎食物

胃有三怕：一怕生，二怕冷，三怕撑。生冷的食物，如各种冷饮、生的蔬菜、水果等，会带着寒气进入身体，最容易伤及脾胃。此外，胃最怕撑，饥一顿、饱一顿对它伤害最大。胃喜欢什么呢？胃就像一位上了年纪的老奶奶，最喜欢细碎的食物。国外有研究证明，如果每口食物都能做到反复咀嚼，坚持几十年，健康状况会明显好于同龄人。有关专家也提出，吃饭时最好每口饭咀嚼20次再下咽，这样不仅利于人体对食物中营养成分的吸收，也对胃的健康有好处。

有胃部小毛病的人通常不愿去医院诊治，那有没有在家就能调养的食补方子呢？其实，喝粥就可以了，不过为大家介绍的这款粥跟别的粥不一样，它是由四种"宝贝"组成的——莲子肉、山药、薏米、芡实。

材料

莲子肉、山药、薏米和芡实各100克。

制作

做粥前，先在药房将这四样东西按照等量配比，再打磨成粉。每次熬粥的时候，放上几勺即可。

> 需要注意的是：莲子肉、山药、薏米和芡实的量可以自行决定，但是配比一定要1∶1∶1∶1。另外，薏米性微寒，不适合单独煮粥吃。尤其是老人、儿童以及胃寒的人，吃薏米的时候一定要适量，不要多吃。因为芡实的味道有点涩，所以有的人在开始喝此粥时觉得味道怪怪的。不过，喝过几次后，就会慢慢习惯这种味道。

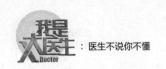

脂肪肝不是胖子的"专利"

脂肪肝的患者数量非常庞大，根据流行病学调查显示：仅北京市的成年人，脂肪肝的发病率就高达31%左右。也就是说，3个人里就有差不多1个人患有脂肪肝，白领人群中，脂肪肝的发病率更是高达50%以上。脂肪肝已成为仅次于病毒性肝炎的第二大肝病。但是，患有脂肪肝的，却不都是我们预想中的肥胖人群。

✚ 健│康│顾│问

脂肪肝有免疫人群吗

悦悦故作神秘地问："有这么三个人，分别是寺院的僧人、身材苗条的新娘、体重49千克的瘦子。他们都患了同一种病，你们猜是什么病？"

王成钢挠挠头："这三个人感觉是八竿子打不着的，应该是某种看不见摸不着的疾病，看他们表情又很痛苦……我猜他们三个是牙痛吧！"

悦悦白了王成钢一眼："你怎么不说他们长智齿呢？其实，他们患的都是脂肪肝。"

栾杰略显惊讶："这个有点超出我的预料，最后那个人那么瘦，竟然也患了脂肪肝？"

李建平点点头："这三个事例都是真实发生的事。寺院里的僧人常年生活在静谧的环境中，常年吃全素食物，但武汉市汉阳区五里墩社区卫生服务中心对归元寺、铁佛寺的两寺僧人进行体检后却大吃一惊：一半以上的僧人都患有不同程度的脂肪肝，还有调查显示僧人中竟有部分死于肝癌。

计划在'十一'举办婚礼的陈小姐为了让自己显得苗条，下定决心突击减肥。早餐一片吐司、一杯奶，中餐一个香蕉，晚餐一个苹果或番茄，渴了饿了就喝黑咖啡。成效很明显，十天下来，陈小姐的下巴就尖了，两个月后体重由60千克骤减至48千克。但一向正常的例假却推迟了10天，陈小姐慌忙到体检中心做体检，却被告知有脂肪肝。

最后那个瘦子，体重只有49千克，却在体检中查出来有脂肪肝。"

悦悦："好奇怪，脂肪肝应该都是大鱼大肉吃出来的富贵病呀，但僧人都是吃素的，还有那个减肥的新娘，不都说肥胖人群才易患脂肪肝吗？"

王成钢坏笑道："悦悦，你该高兴，你不用考虑减肥的事了，减肥也能减出脂肪肝。"

李建平："是的，严格来说，脂肪肝其实没有免疫人群。肥胖是造成脂肪肝的重要原因，但营养素摄入不足也会引起脂肪肝，除此之外，酗酒、糖尿病、肝炎患者吃糖过多等都能造成脂肪肝。"

✚ 病│理│常│识

脂肪肝的定义与发展

脂肪肝，是指由于各种原因引起的肝细胞内脂肪堆积过多造成的病变。食物中的甘油三酯被摄入后，以及在体内合成的甘油三酯，若无法被身体利用，就会累积在肝脏里。当肝脏细胞塞满甘油三酯时，就会演变成脂肪肝。

正常人在摄入结构合理的膳食时，肝脏的脂肪含量占肝脏重量的3%~5%，但在某些异常情况下，肝脏的脂肪量则明显增加。当肝脏的脂肪含量超过肝脏重量10%时，就称脂肪肝。

很多人体检完了会说："没啥事，就是有点脂肪肝。"其实脂肪肝是需要高度重视的疾病，脂肪肝不仅是次于病毒性肝炎的第二大常见肝病，也是一种慢性进展性的肝病，如果任其发展，久之就会导致肝纤维化，最终发展成肝硬化或肝癌。因此，脂肪肝患者切不可将体检报告视为摆设而掉以轻心，应积极进行诊断和防治。

脂肪肝患者有20%~30%会发展成脂肪型肝炎，脂肪型肝炎患者有10%~20%会发展成肝硬化，肝硬化患者有3%~5%会发展成肝癌。这个发展比例看起来不大，但由于脂肪肝患者的基数太大，所以由脂肪肝慢慢发展成肝癌的总人数还是相当多的。而且，肝脏是一个"沉默的器官"，有隐疾的时候你很难察觉，等你察觉的时候，可能已经到肝硬化的阶段了。

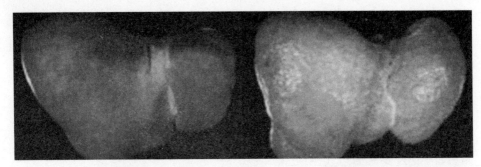

正常肝脏　　　　　　　　　脂肪性肝炎

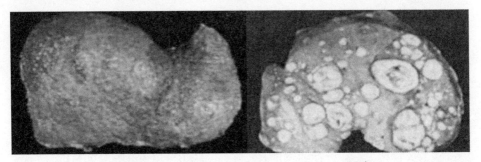

肝硬化　　　　　　　　　肝癌

▲ 从脂肪肝到肝癌的演变

➕ 专 | 家 | 讲 | 堂

走出脂肪肝误区

谢雯 〈首都医科大学附属北京地坛医院肝病中心主任〉

释疑

　　许多人认为，脂肪肝只是胖人的"专利"，其实这是一个误区。尽管肥胖是引起脂肪肝的主要诱因之一，但瘦子同样也可以患上脂肪肝。前面提到的三种"瘦子"就是例证。

　　首先是僧人。全素肯定能避开脂肪肝？这是个误区。这些从不吃大鱼大肉的僧人之所以得脂肪肝，主要是因为营养不良。一方面，完全吃素，造成优质蛋白质进食太少，反而不利于脂肪、糖的代谢；另一方面，脂肪肝并不是纯粹由饮食中脂肪摄入过量引起的，营养不良也会导致脂肪肝。

其次是减肥新娘。短期、过快地减肥也是导致脂肪肝，甚至是肝坏死的一个重要原因。过快减肥，就会消耗更多能量，会加速身体其他部位脂肪的燃烧、分解，分解就要产生脂肪酸，但肝脏的工作能力是相对固定的，当它需要处理的原料一下子猛增时，就会出现力不从心的状况。因此，当脂肪酸原料越来越多，既运不出去，又加工不了，全部堆积在肝脏里时，就会形成脂肪肝。

所以，很多在尝试各种快速减肥的姑娘要注意了，什么一天只吃一顿饭啊，连吃3天苹果啊，都是不太健康的减肥法，该吃还是得吃。究竟怎么减肥才不算过快，才能规避脂肪肝呢？最好是每个月减重不超过5千克。

最后是49千克的瘦子。临床证实，许多瘦子的脂肪代谢都不正常。有些瘦子由于长期饥饿、节食或肠道病变所致的营养不良以及蛋白质供应低下，或者吸收不良等，引起体内的白蛋白合成减少，从而促使脂肪组织的脂肪分解和动用，大量脂肪酸从脂肪组织中释放进入肝脏，最终导致肝内脂肪积蓄，形成营养不良性脂肪肝。

当然，这不表示体重过高就要听之任之，尤其是儿童。统计表明：体重过重的儿童里有10%都患有不同程度的脂肪肝，其中年龄最小的只有5岁。

对症

脂肪肝是一种可逆性疾病，如能及时发现，早期治疗是完全可以治愈的。预防脂肪肝应做到以下三点。

第一，合理膳食。每日三餐膳食要搭配合理，做到粗细搭配、营养平衡，不能为了减肥而放弃营养，要保证足量的蛋白质摄入，才能有效清除肝内脂肪。

第二，适当运动。每天坚持体育锻炼，可视自己体质选择适宜的运动项目，如慢跑，打乒乓球、羽毛球等运动。要从小运动量开始循序渐进逐步达到适当的运动量，以加强体内脂肪的消耗又不增加肝脏的负担。

第三，慎用药物。肝脏是人体化工厂，任何药物进入体内都要经过肝脏解毒，所以平时不要动不动就吃药。对出现有症状的脂肪肝患者，在选用药物时更要慎重，谨防药物的毒副作用，特别是对肝脏有损害的药物绝对不能用，避免进一步加重对肝脏的损害。

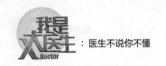
➕ 温｜馨｜提｜示

如何自测脂肪肝

为了防微杜渐，有条件的应该定期去医院做肝部检查，没有条件或没有时间的，也应该多加注意自己是否拥有以下五种特征，它们都是脂肪肝的重要征兆。

特征一：腹围大。即腰粗，有"将军肚""啤酒肚"，体质偏胖。

特征二：脖子粗。尤其是腮腺肿大，即以耳垂为中心的腮部肿大，这是酒精型肝炎的主要症状之一。

特征三：酒糟鼻。专业术语叫毛细血管扩张，这也是饮酒过度的表现之一。

特征四：肝掌。在大拇指和小指的根部的大小鱼际处皮肤出现了片状充血，或是红色斑点、斑块，加压后变成苍白色。这种与正常人不同的手掌称为肝掌。

特征五：蜘蛛痣。也叫蜘蛛状毛细血管扩张症或动脉性蜘蛛痣，形态似蜘蛛，痣体旁有放射状排列的毛细血管扩张。好发于躯干以上部位，尤以面、颈和手部多见。患者多数为妊娠期妇女和肝病患者。

当然，自测只能表明患病的可能性，最准确的方法还是去医院照B超或CT。

每天该吃多少肉

其实对于脂肪肝患者或者是减肥的人来说，最纠结的莫过于吃肉了，多吃肉患脂肪肝，不吃肉吃全素还是患脂肪肝，那么到底该怎么吃肉呢？每天的安全摄入量是多少呢？如果体重在正常范围［男性：身高(厘米)－105=标准体重(千克)；女性：身高(厘米)－100=标准体重(千克)］内，每千克体重每天宜摄入2克肉。如果体重超标就按照标准体重算，如一个标准体重50千克的人，每天吃肉量应是100克。

➕ 实｜用｜妙｜方

冬瓜鸭架汤

鸭肉的脂肪最健康。鸭肉具备所有肉里的营养，又比较容易吸收。鸭肉富含B族维生素和维生素E，其脂肪酸主要是不饱和脂肪酸和低碳饱和脂肪酸，易于消化。此外，鸭肉中的脂肪不同于其他动物油，其各种脂肪酸的比例接近理想值，化学成分和橄榄油很像，有降低胆固醇的作用。冬瓜则富含丙醇二酸，是去脂的能手；冬瓜瓤里的葫芦巴碱则是促进代谢的高手。因此，这款冬瓜鸭架汤是秋冬易长胖季节的营养去脂佳品。

材料

鸭架半个，冬瓜240克；盐、料酒、胡椒、葱段、姜片、鸡粉、油、高汤（清水）各适量。

制作

1. 冬瓜洗净，去皮切片；鸭架切成块。
2. 将切好的冬瓜、鸭架氽水，去除鸭架中的腥味和油腻，撇去浮沫。
3. 另起一口锅，倒入少许油，将葱姜煸出香味；接着倒入鸭架，翻炒几下后将高汤或清水倒入锅内。
4. 水开后放入切好的冬瓜，加入少许盐、胡椒、鸡粉和料酒；盖上锅盖炖30分钟，煮至鸭架酥烂、汤汁发白时，即可上桌。

另外，有个让汤不油腻、脂肪少的小窍门。脂肪肝患者，在鸭汤熬好后，撇完油也不要马上喝，而是把它放冰箱冷冻室冻一下，不然汤里面的油还是多，冻一会儿后拿出来，你会发现尽管已经撇过油了，但是汤的表面还是会有一层油，把油去掉，再加热，再喝就可以了。什么汤都可以这样操作。

姜汁酸辣瓜条

姜是防治脂肪肝的秘密武器，提取出的姜油中含有姜酚、姜烯和姜辣素，是很好的抗氧化剂，可以防止胆固醇、甘油三酯的累积。黄瓜同样富含丙醇二酸，可以抑制体内糖分转化为脂肪。二者合用，防治脂肪肝的效果十分显著。

材料

姜、黄瓜、盐、白糖、白醋各适量。

制作

黄瓜切成条，姜用挂姜器取汁，将姜汁倒在黄瓜条上，加入1勺糖、1勺白醋，撒上一点盐，搅拌腌渍一会儿即成。

需要提醒大家：买姜不能挑烂姜、冻姜，而且不能光看模样，那种鲜黄鲜黄、表皮光滑的姜多是用硫黄烧过的，好姜表皮纹理清，比较粗糙，颜色淡黄；另外，要闻姜味，经过农药或熏硫处理的，姜味会有变化，购买前可以掰一点闻闻看。

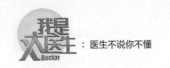

在家竟然也能吃出肾衰竭

肾衰竭是一种严重的肾脏病，但千万别以为它离我们很远，而且，即便不是经常在外应酬请客，而是天天在家吃饭，也有吃出肾衰竭的风险，这是因为有一种"超级病菌"就潜藏在我们的身边，无所不在。那就是大肠杆菌。以2011年5月欧洲爆发的肠出血性大肠杆菌疫情为例，仅1个月就造成欧洲9个国家至少2200多人患病，其中470人出现肾衰竭症状，20多人死亡。

✚ 健|康|顾|问

一条鱼引发的肾衰竭

悦悦打量着旁边的新面孔："栾医生你这是怎么了，你吃了什么让自己回到23岁的样子，还蹿了10厘米的个头？"

王成钢急忙解释："他不是栾医生，他是我的小师弟。"

陈修远笑着回应："二师兄好，大家好，我是北京人民医院胸外科的医生——陈修远。"

悦悦："欢迎陈修远加入我们的医生梦之队！"

陈修远："谢谢大家，今天第一次上《我是大医生》的节目，所以给大家带了点礼物——一条红烧鲤鱼。可别小看它，会吃的人能大饱口福，不会吃甚至可能有生命危险！"

悦悦点点头："是的，我们先来听听这样一个案例，一位有肾病的老年患者吃了冰箱里剩的半条鲤鱼，结果当天晚上就开始上吐下泻，吃了止泻药和消炎药后，症状稍微有所缓解，但第二天却开始高热，同时还出现便血症状。在家熬了2天之后，老人的身体越来越弱，被送到医院抢救时居然被诊断为急性肾衰竭，情况十分危险。你们觉得是什么原因导致这位老人肾衰竭的呢？

①鱼本身的问题——特殊的鱼；②烹调方式出了问题；③处理剩菜的方式问题。"

王成钢："我觉得问题一定是出在这个鱼本身上，你看那条鱼鱼眼混浊不清，鱼肉看起来也比较松散，很可能是这条鱼本身就不新鲜。"

陈修远："我看这鱼黑乎乎的，感觉在烹饪的时候一定是放了很多佐料，所以我猜是不是因为放错了佐料导致的呢？"

李建平仔细想了想："我注意到一个特别重要的细节，这个鱼从冰箱里拿出来后是直接用微波炉加热的，他加热时用的是中火，而且只用了2分钟。所以我认为主要原因是鱼没有热透，吃了半热半凉的鱼之后出现了腹泻、呕吐等情况，最终引发肾衰竭。"

✚ 病│理│常│识

什么是肾衰竭

肾衰竭通常指各种慢性肾脏疾病发展到后期引发的肾功能部分或者全部丧失的一种病理状态。肾衰竭可分为急性肾衰竭和慢性肾衰竭两大类。

急性肾衰竭顾名思义，其病情进展快速，通常是由于肾脏血流供应不足（如外伤或烧伤等）、肾脏因某种因素阻塞造成功能受损或是受到毒物的伤害。

慢性肾衰竭则是指由各种肾脏疾病引起的缓慢进行性肾功能损害，最后导致尿毒症和肾功能完全丧失，引起一系列临床症状和生化内分泌等代谢紊乱组成的临床综合征，从原发病起病到肾功能不全开始，间隔时间数年到十多年不等。

✚ 专│家│讲│堂

急性肾衰竭的罪魁祸首

刘文虎 北京友谊医院肾内科主任

释疑

导致肾衰竭的主要原因的确出现在这盘剩鱼上，这盘鱼在冰箱里放了一夜之后，产生了一种可怕的"超级细菌"。这种细菌不仅可以导致肾衰竭，甚至可以直接要命。关键是，它无处不在，你随时随地都有可能接触到这种细菌，甚至我们自己手上、鞋上、背包上就存在着这种细菌。这种"超级细菌"就是大肠杆菌。

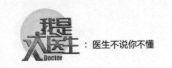

大肠杆菌会产生一种名为"志贺毒素"的有毒物质，这种有毒物质进入肠道，造成肠道感染，肠道里的炎症细菌就会进入到血液，会使肾脏的小血管也因为受到感染而坏死，严重影响到肾脏的功能，最终导致肾衰竭。

当然，那位吃了半条剩鱼就肾衰竭的老人，除了因为大肠杆菌的缘故之外，也是由于他上了年纪，本身的肾功能已经不太好了，所以更容易出现这种情况。但需要提醒大家的是：肾脏是一个"低调的器官"，没有被损伤到很严重的时候，一般人是没有明显症状的，所以我们很难察觉。因此，即便你没有出现像这位老人那么严重的肾衰竭的情况，但可能你的肾脏功能也已经受到损伤了，只是你自己不知道而已。

对症

其实，不只有隔夜海鲜会滋生大肠杆菌。在我们日常的饮食中，除了海鲜以外，餐桌上最主要的两大类食物是肉菜和素菜，当我们把熟猪头肉和煮毛豆拿到实验室检测时发现，结果让人很意外。实验员对这两份在常温下放置了6个小时的菜品进行了大肠杆菌的检测。最终检测结果显示：

1. 熟猪头肉在放置6个小时后，大肠菌群就已达到了24000MPN/100克，参照大肠菌群≤150MPN/100克的标准限值，超标严重。

2. 正常情况下，刚制作好的毛豆大肠菌群不会超过150MPN/100克，但暴露放6个小时后，大肠菌群也达到了跟熟猪头肉同样的数值24000MPN/100克。

实验表明：无论是肉菜还是素菜，还有之前所说的海鲜，只要是放置了一段时间，都会有大量的大肠杆菌滋生。因此，为了避免大肠杆菌引起肾衰竭等症，我们一定要注意日常食物清洗、烹饪以及贮藏的环节，因为以上每个环节都存在感染大肠杆菌的危险。

✚ 温 | 馨 | 提 | 示

大肠杆菌就在你身边

最不起眼的杀手

在针对各种使用过的购物袋进行大肠杆菌检测后发现：超过半数的购物袋被潜在的有害细菌所污染，其中12%的购物袋含有大肠杆菌。也就是说，购物袋把大肠杆菌交叉污染到了食物上，而购物袋在一开始之所以会染上大肠杆菌，并不是因为食物，而是大家买菜回家，进门时的一个下意识动作。

我们买菜回家后，第一个动作就是把购物袋放到门口的脚垫上，然后换鞋进门。就是这个看似正常的小动作，将大肠杆菌污染到了购物袋上。脚垫上的大肠杆菌是从鞋底上来的，美国亚利桑那大学做了一个马桶圈和鞋底的对比检测，结果竟发现，马桶座圈通常携带1000种或者不足1000种细菌，鞋底则携带全部细菌6600万种中的绝大部分，两者相差万倍，而大肠杆菌，就是其中之一。而且，鞋底上90%以上的细菌都会转移到脚垫或是房间地板上。因此，建议大家每周用消毒液刷洗1次脚垫，最重要的是：不要再将购物袋下意识地放到脚垫上。

购物袋够干净吗

我们买的一些食物本身就有大肠杆菌。生肉和蔬菜就是大肠杆菌的携带者，尤其是蔬菜，在种植、运输或者储藏的过程中都很容易被污染上大肠杆菌。这些蔬菜被放在购物袋里，这些细菌自然就会进入购物袋，无论是塑料还是针织的材质，都会被大肠杆菌所污染。

因此，这些购物袋要每周用消毒液清洗1次，塑料袋就建议不要再重复使用了。现在已经有很多国家在限制塑料袋的使用，一是会污染环境，二来也减少重复使用造成的细菌交叉传染。

洗菜也别掉以轻心

在洗菜的过程中，蔬菜接触到的水池里很有可能就存在很多细菌，因此，食物中含有的大肠杆菌有可能是在清洗的过程中被洗出来的。实验人员从水池壁、下水槽、水龙头开关、出水口处取样，送到实验室，最终结果显示：

1. 厨房水槽细菌超过50万个/平方英寸（77500万个/平方米）。

2. 厨房的水龙头比马桶的冲水按钮更加不卫生。厨房水龙头有14%的可能性存在大肠杆菌病毒，而厕所的冲水按钮只有6%。

3. 一般家庭里的厨房水龙头前都有过滤装置，由于长期处于潮湿状态，也是大肠杆菌的温床。

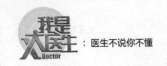

✚ 实 | 用 | 妙 | 方

▌预防大肠杆菌出现

清理水池

前面提到，洗菜的水池是藏污纳垢的重灾区，因此，如何科学地清理水池就是我们保障家人健康的必修课。

道具：手套、一盆清水、漂白剂、海绵。

做法：拧下过滤网，用漂白剂稀释溶液浸泡，同时用漂白剂稀释溶液擦洗所有水池的死角，最后用水冲洗干净。建议这个清洗的过程1个星期进行1次。

食物的冷藏

食物的冷藏保存是有讲究的，为了家人的健康，我们应该做到：

第一，一定要等剩菜凉透了以后，放到保鲜盒里保存。这是因为热食物突然进入低温环境当中，带入的热气会引起水蒸气的凝结，促使霉菌生长，从而导致整个冰箱内食物发生霉变。

第二，剩菜在冰箱里的摆放也是有门道的。冰箱门处温度最高，靠近冰箱后壁处温度最低。剩菜适合放在靠后壁的位置，这些食物容易滋生细菌，稍低于0℃的温度最合适；而一些饮料之类的细菌不易快速繁殖的食物可以放在靠门的位置。

剩菜的正确食法

很多菜只要隔夜，就会有产生大肠杆菌的可能。但我们肯定是难免有不少剩菜的，那剩菜再吃的时候应该怎么办呢？专家建议：在吃剩菜的时候，一定要回锅，而且加热要均匀。食物在60℃高温环境下，30分钟可杀死肠出血性大肠杆菌；100℃高温环境下，只要5分钟，就能杀死肠出血性大肠杆菌。

男女隐忧，
那些说不出口的"暗伤"

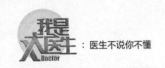

ⓜ 健康男人一"腺"牵

据一份2002年度的统计资料显示，在16个被调查的国家中，美国前列腺癌发病率最高，中国位居最后。而10年后，即2012年，中国的前列腺癌发病率已经上升到第五位。而且，前列腺癌往往一发现就是晚期，这必须引起我们的重视。而且，前列腺疾病不仅只有前列腺癌，普通的前列腺炎、前列腺增生等都会造成男性诸多困扰。可以说，男人的健康就被这一"腺"牵了。男人想要健康生活，就必须从正视自身的前列腺问题开始。

✚ 健│康│顾│问

▌越Man的男人前列腺越有问题

王成钢："悦悦，今天我要考察一下你的审美。这里有两个模型，一个是超人，一个是都教授（韩国男演员都敏俊），你觉得他们谁更Man？"

悦悦一脸花痴的表情："我喜欢都教授！"

王成钢有些无语："不是问你喜欢谁，问的是谁更Man！"

栾杰："她现在已经没有思考能力了，我觉得肯定是超人吧，你看他健硕的肌肉、坚毅的眼神。"

李建平："那按这个标准，你觉得我们台上三个男人谁更Man？"

悦悦突然想起什么似的："为什么不算上我？四个人里明显我最Man！"

王成钢哭笑不得："悦悦，你可别以为Man是好事，有一种癌症容易找上比较有男人味的人。不过，幸好你是女人，所以你没有这方面的隐忧。"

悦悦："你这算夸我吗？"

栾杰："成钢说的就是让无数男人谈之色变的——前列腺癌。"

李建平："是的，医学上的男人味指的是男性明显的第二性征，包括肌肉发达、喉结突出、骨骼粗大、体毛发达等，而促使这些性征发育成熟的重要因素就是雄性激素。因此，比较Man的男性一般雄性激素分泌水平比较高，而雄性激素还控制着前列腺的发育、生长、分化，并起到维持其结构与功能的作用。"

王成钢："这个理论最早是由我国著名医学家吴阶平教授提出的，1960年，他对当时还在世的26名太监（41~65岁）进行调查发现，26名太监中，有21人的前列腺几乎消失，另外5人的前列腺也大幅萎缩。说明没了雄性激素，前列腺不仅不会增生，还会萎缩。"

悦悦："王成钢啊，那你可要注意，你这么Man，多危险！不如……"

王成钢连忙摆手："不不不！我现在挺好的。因为男人Man不Man，不能只看外观，有一些比较隐秘的特征更能确定男人的雄性激素高不高。首先是手指，比较一下右手无名指和食指，无名指更长的人更Man。根据一项最新研究表明，男性右手无名指如果明显长于食指，其罹患前列腺癌的风险是无名指较短者的3倍。

栾杰："第二点就是秃顶。一项发表于《肿瘤学》杂志的研究显示，20岁时就开始脱发的男性更有可能在晚年罹患前列腺癌。如果是35、40岁之后才开始谢顶，则与前列腺癌没有明显关系。因此，年轻时就开始脱发的男性进行前列腺癌早期筛查是十分必要的。"

✚ 病 | 理 | 常 | 识

前列腺二三事

前列腺作为男性特有的性腺器官，一般被视为私密而敏感的所在。其实，前列腺和人体其他器官一样，有其特有的构造及作用。

前列腺状如栗子，底朝上，与膀胱相贴，尖朝下，抵泌尿生殖膈，前面贴耻骨联合，后面依直肠，中间则有尿道穿过，扼守着尿道上口。

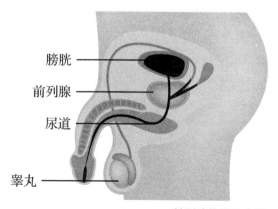

膀胱

前列腺

尿道

睾丸

▲ 前列腺位置示意图

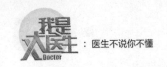

作为一个生殖器官，前列腺的作用是很大的。我们常说"精液"，其中的液就是前列腺液。前列腺液就像水，而精子就像鱼，有了前列腺液的护送与营养，精子才能顺利完成繁衍后代的重大使命。而且，前列腺液中的锌离子具有杀菌的功效，使得前列腺发挥了抵御外界病菌的作用，从而对维护生殖泌尿系统的健康有一定的帮助。

前列腺平时只有栗子大小，但当它生病的时候，可能会变成鸡蛋、橘子，甚至苹果那么大。但前列腺是一个"不会疼"的器官，往往当你感觉到前列腺所在的位置疼痛时，病情已经非常严重了。由于前列腺就在膀胱的下面，包围着尿道，而包裹着尿道的这层膜又特别薄，几乎连1毫米都不到，所以前列腺一旦生病、肿大，它就会挤压尿道，我们排尿自然会出现不畅等问题。

随着年龄增长，100%的男人都会出现各种前列腺问题。50岁之前最可能出现的前列腺问题是前列腺炎；50岁之后，男人的前列腺风险就成了前列腺增生和前列腺癌。不过，前列腺疾病的病因多与生活方式有关，所以前列腺疾病又被称作"生活方式病"，需要我们多加注意自己的不良生活习惯。

➕ 专 | 家 | 讲 | 堂

前列腺的征兆与防治

张骞 北京大学泌尿外科研究所副所长

释疑

前列腺疾病很大程度上都会表现在排尿异常上。区别很简单，如果是前列腺炎的话，主要症状是尿频、尿急、尿痛。疼痛一般位于耻骨上、腰骶部及会阴部，放射痛可表现为尿道、精索、睾丸、腹股沟、腹内侧部疼痛，向腹部放射，酷似急腹症，沿尿路放射酷似肾绞痛，往往导致误诊。但如果是增生或癌症的话一般不会痛，只是会出现尿无力、尿距短。

正常排尿呈完美抛物线，尿线粗4～5毫米。排尿异常则有很多种，包括分叉、喷洒、尿流过细、尿距短、尿流中断、滴尿等。这些症状和泌尿生殖道其他疾病的表现也非常相似，所以，只要出现这些症状，就要开始注意身体了。尤其是50岁以上的患者，如果出现上述排尿异常，很可能就是前列腺增生，需要尽早去医院诊治。

另外，排尿量也是判断前列腺是否有问题的标尺之一。男性膀胱容量为400毫升，女性为500毫升。男性每次排尿量在150毫升（相当于小瓶装矿泉水的一半容量）以上属于正常，若是低于这个标准，可能就是前列腺肿大，压迫尿道导致的尿不尽，达不到正常排量。

近2年，患前列腺癌的人越来越多，甚至已经成为大城市恶性肿瘤新发病例的第一名。据一份2002年的统计资料显示，在16个被调查的国家中，美国前列腺癌发病率最高，中国位居最后；而10年后，即2012年，中国的前列腺癌发病率已经上升到第五位。而且，前列腺癌往往一发现就是晚期。

其实，前列腺癌只要发现得早，95%的人都可以治好！但前列腺是缺乏痛觉的器官，要想及时发现病变，需要两个特殊的检查，即一"摸"，二"测"。

一"摸"是指前列腺指诊。前列腺指诊又叫肛门指诊，很多人觉得这个检查太私密，不好意思去做。其实前列腺指诊是一项既简单又有效的检查前列腺健康状况的手段，有经验的医生只需要几秒钟即可以诊断完毕。它可以了解前列腺的形态、大小、硬度，表面是否光滑，有无结节与压痛等。如果触到硬结，那就要小心患前列腺癌的可能了。

二"测"是指抽血检测前列腺特异性抗原（PSA）。因为目前我们的癌症检查为了提高准确率多依靠活检，而前列腺癌的检测只需要抽血，准确率就可以高达89%。

需要提醒大家的是，父亲或兄弟中有患前列腺癌的人，其发病风险比一般人高出5~6倍，发病年龄也会提前6~7年。所以，45岁以上男性有必要定期排查前列腺癌，特别是有家族史的人群，最好能每年进行一次筛查。

对症

前列腺健康与性生活频率密切相关。频繁的性生活对健康有损害，频率过低的性生活同样对前列腺有损伤。前列腺液内存有许多病原体和炎症细胞，如果过分节制性生活，使前列腺液积聚在腺泡内无法排出，病原体就会不断繁殖，引发前列腺炎。另外，前列腺液长期不能排出会致使前列腺充血，尤其在产生性冲动时，会使阴部产生坠胀感，加重慢性前列腺炎的症状。

规律的性生活可以使得前列腺的平滑肌收缩、促进前列腺液排空，起到很好

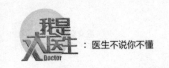

的引流作用，也就是我们常说的"流水不腐"。研究发现，性生活的最佳频率是："三九二十七，四九三十六，五九四十五"。就是说：30~40岁的人，每20天7次（3天1次）；40~50岁的人，每30天6次（5天1次）；50~60岁的人，每40天5次（8天1次）。

✚ 温|馨|提|示

骑车骑出大问题

研究表明，男性生殖器官的麻木、肿胀，以及对前列腺的压迫是骑自行车最为常见的副作用之一。车座对前列腺的反复压迫，容易导致其慢性充血，局部代谢产物堆积，从而使前列腺腺管阻塞，腺液排泄不畅，最终导致慢性前列腺炎的发生。

骑车本身是一种低碳健康的运动，影响前列腺健康的其实是不正确的车座选择与安置。现在很多车的车座前高后低，这样人体重量并没有完全压在坐骨上，而是正好压迫到会阴部，而会阴部的上面就是前列腺。即便你将车座放平，它本身还是中间高，两边低，还是会顶到会阴部，压迫前列腺。

最健康的车座是中间带有空气排放凹槽的，正好让出会阴的位置，就不会压迫到它了。安装车座时应该前部位略低于后部，让座包后半部分接触坐骨，座包前半部分不要过度翘起，高矮前后要适中。

另外，我们骑车时，每骑1个小时就要休息至少10分钟。

软沙发要不得

软沙发是很多人的最爱，整个人陷到沙发里看看电视，发发呆是最惬意不过的事了，但这样的惬意里，也隐藏了极大的健康隐患。我们平时坐硬板凳时，主要的支撑点是屁股两边的坐骨结节，中间会阴部是接近悬空的，受不到多少压力。而坐在软沙发上，人体整个陷进去，会阴部承受的压力就会增大。沙发越软，它跟身体接触就越紧密，会阴部来自下方的压迫就会越大。

当然，太硬的沙发坐着会不舒服，所以选择软硬适度的沙发很重要，尤其是需要久坐的，如在电脑前工作的上班族，以及需要长时间开车的司机。最合适的软硬程度是人坐下去，下陷程度不超过3厘米。

另外，如果你看电视或工作久了，可以有意识地将身体重心移向左臀部坐一会儿，然后再移向右臀部坐一会，左右臀部交替轮换着坐，也可以避免坐垫压迫前列腺。

便秘患者要小心

前列腺和直肠只隔着一层2毫米厚的直肠壁，便秘的时候，直肠内积聚大量粪便，会压迫到前列腺，致其充血肿大。另外，便秘患者经常需要用力排便、排尿，但这个动作会使腹压增加，压迫到前列腺，从而导致充血发炎。如果是已经有前列腺增生的中老年人，用力排尿的话还容易引起疝气和脱肛。尤其是50岁以上前列腺增生的老人，尽量不要用力排便和排尿。

另外，憋尿也不好，当膀胱过度充盈的时候，会引起局部压力增大和血流不畅，压迫到前列腺，导致其充血肥大，甚至发炎。如果是本来就有前列腺增生的老年人，还会加重病情。因此，为了前列腺健康，不管工作有多么忘我，都千万不要憋尿。

饮食有讲究

前列腺是一个对酒精十分敏感的器官，一般喝酒后酒精只要5分钟就可到达前列腺，当前列腺受到酒精的刺激后，就会充血肿胀，久之引发炎症。血液中酒精浓度越高，前列腺肿胀也就越重。这对已经有前列腺慢性炎症或增生的患者来说，无疑是雪上加霜。他们过度饮酒会造成排尿困难，压迫严重时，还会发生急性尿潴留，滴尿不出。

另外，大葱、生蒜、辣椒、胡椒等刺激性食物也不宜多吃。辛辣食品不是前列腺疾病的直接病因，但对前列腺和尿道都会有刺激作用，可引起短暂的会阴部不适，还可引起血管扩张，促使前列腺和膀胱颈充血、水肿。有种观点认为：当机体免疫力低的时候，比如感冒、着凉就有可能引发前列腺疾病，而前列腺如果患病，本身的免疫力会更低，更容易重复受感染，这个时候再吃辣椒，就容易引起更为严重的前列腺疾病。

调查表明：前列腺癌的发生概率欧美人较高，亚洲人较低。这是因为欧美人与亚洲人的饮食结构不同。欧美人高蛋白、高脂肪、高热量、低纤维的饮食习惯会对前列腺造成很大伤害。现在很多年轻人的饮食习惯开始向欧美靠拢，这点需要我们警惕。

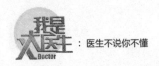

➕ 实 | 用 | 妙 | 方

这样预防前列腺疾病

坐浴

坐浴是预防前列腺疾病的良方之一，它可以促进局部血液循环，缓解前列腺炎症。具体方法是选择40℃左右的温水，人坐下去，水面到肚脐下方即可，同时坐浴时间不要超过20分钟。需要注意的是：对于未婚未育的青年男性来说，选择热水坐浴应十分慎重，因为热水坐浴可能损害患者的睾丸功能而影响婚后的生育能力。

提肛

除了坐浴，还有一种更简单直接、行之有效的方法可以预防前列腺疾病，这就是提肛运动。提肛运动可以锻炼盆底肌肉，同时改善前列腺充血的状态，促进其血液回流。具体的做法是：以类似憋尿的方式提紧肛门，每次2～3秒，每天有空可做多组。

多吃西红柿

有一种食物堪称"前列腺的保护神"，那就是西红柿。

西红柿富含番茄红素，番茄红素是一种类胡萝卜素，是目前已知的抗氧化能力最强的物质，在各种果蔬中当以西红柿的含量最高。番茄红素在人体内含量多少直接主宰着男性前列腺和肺的健康以及肌肤的衰老程度。另外，具有抗氧化作用的番茄红素对于老年人心血管疾病也有一定的保护作用。

每人每天吃5～10毫克番茄红素，就能有效获得防癌抗衰的益处。不同品种的西红柿中番茄红素的含量差异很大，每100克番茄中的含量从0.8～4.2毫克不等。如果按照中间值2毫克计算，每天食用3个中等大小的西红柿就可以满足健康需要。但是，对于一些特殊人群，如老年人、肝功能低下的人群，他们体内的番茄红素含量很低，需要大量补充才会满足健康的需求，他们需要的番茄红素比3个西红柿还要多。

西红柿越是成熟、颜色越深，番茄红素含量也就越多。其中红色番茄的番茄红素含量约是黄色番茄的10倍。如果嫌西红柿太大，吃不了那么多，可以选择小西红柿，即圣女果，它番茄红素含量最多，每100克中有15毫克。正常人只需要吃五六颗小西红柿就可以获取一天所需的番茄红素量。

　　不过，西红柿生吃的话，番茄红素不会完全发挥作用。因为番茄红素是脂溶性天然色素，生食时番茄红素的吸收率很低；而且番茄红素存在于细胞的有色体中，需要破碎细胞壁才能够被释放出来，生食往往达不到这个效果。一项哈佛医学院针对47万个男人所做的调查中，研究人员发现吃烹调过的西红柿产品最多的人患前列腺癌的概率最低。

　　烹调西红柿时，最好不要选择油炸，因为番茄红素十分害怕氧化，我们炒的时候油温要低一些。另外，为了保证足够的番茄红素摄入量，我们可以选择在吃饭时加入番茄酱。

　　但是，市面上卖的番茄酱为了口感和色泽，多含盐量过高，对身体不利。我们最好在家自制番茄酱。首先，将新鲜的西红柿用清水洗净，切成小块；将切好的西红柿倒入锅中，大火烧开，小火慢炖5分钟；将水过滤掉，把果肉放入打碎机中彻底打碎；将打碎的西红柿倒入平底锅中不停翻炒搅拌，番茄酱变浓稠后即可关火，将之晾凉后即可装瓶待用了。

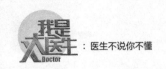

男人要打起"精"气神

生儿育女不是女人单方面的事，有很多不孕不育的根源其实是在男性身上。有数据显示：由于空气污染、工业污染、食品安全等诸多问题，男性每毫升精液的精子数量是逐年降低的。从1940年到今天，男性每毫升精液的精子数量下降了近90％。另外，不良生活习惯也是导致现代男性精子数量降低、质量下降的重要原因。为了男人的"精"神，为了生出健康的儿女，男人必须要全面地了解有关精子的健康常识。

✚ 健|康|顾|问

你见过这些畸形精子吗

悦悦好奇地指着桌上的一堆图片："这里有一些很奇怪的图片，图上的是什么呢？我看第二个像个气球。"

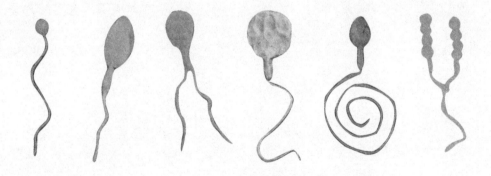

王成钢指着第六张图片："第六个像糖葫芦。"

悦悦又拿起一张图片："还有这个，是棒棒糖吗？"

王成钢："那个明明是蚊香。"

李建平："成钢你就别揣着明白装糊涂了，这些既不是糖葫芦，也不是蚊香，他们是人类繁衍的关键——精子。"

悦悦感到很好奇："精子还会长得这么艺术吗？它不是小蝌蚪的样子吗？"

栾杰笑着解释道："因为这里面有正常的精子，也有不正常的精子。"

李建平点点头："是的，这些图片上的大部分都是畸形的精子。在实验室中我们很清楚地看到，那些大头的、双头的、双尾的精子，和正常的精子比起来活跃度极低。"

栾杰："这些畸形的精子不光长得丑，最关键的是他们无法完成繁衍健康后代的使命。"

悦悦指着刚才那张图片："天哪！那这个以后不会生出一盘蚊香来吧？"

王成钢哭笑不得："你太有想象力了。生出蚊香不至于，但这些畸形的精子的确增加了生出畸形宝宝的风险，而且随着男子体内畸形精子数量的增加，夫妻不孕不育的概率也会加大。"

栾杰："没错，这正是现在很多夫妻所面临的问题——生育困难。老一辈可能完全不会有类似困扰，甚至一家就生三四个，或五六个，现在的人有的想生一个都困难。"

悦悦："栾医生，你这么一说还真是，现代人明明营养状况要比从前好很多，为什么反而生不出孩子呢？"

栾杰："其实，这其中既有环境恶化的因素，也有很多都是现代夫妻'自找'的。这些生育困难并不是源自基因遗传，而是来自环境的恶化和不良的生活习惯。"

✚ 病│理│常│识

▌你生活在"杀精"环境中吗

生活环境不佳是现代男性精子质量下降的重要原因之一。有数据显示：由于空气污染、工业污染、食品安全等诸多问题，男性每毫升精液的精子数量是逐年降低的。从1940年到今天，男性每毫升精液的精子数量下降了近90%。

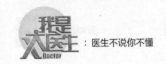
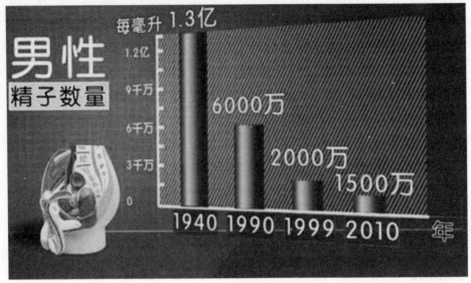

▲男性每毫升精液的精子数量逐年下降

生活的大环境使得男性精子数量在不断减少，工作的小环境则使得一些男人甚至失去了生育能力。有这么一位特殊的男性患者，他3年前来医院做精液测试时，被检测到的精子数量竟然为零，也就"无精症"，没有生育能力。但3年后他再来做精液测试时，体内精子数量与质量却又变得和常人一样。经过医生问询后才发现：原来他之前是一位油漆工，每天都会长时间接触油漆，后来则换了工作。

油漆，正是谋害精子的环境杀手之一。油漆中含有大量甲苯、甲醛等重金属物质，它们都会对男性生殖健康造成较大危害。说到这，就不得不提近2年很火的一个词，叫环境雌激素。环境雌激素是指一类进入人体后，具有干扰人体正常内分泌物质合成、释放、运输、结合、代谢等过程，从而破坏机体稳定性的化合物。像装修油漆里的甲醛、苯；汽车尾气中的二噁英；旧式冰箱产生的氟利昂；化妆品中的苯酮、防酸剂BHA、羟苯等，都是典型的环境雌激素。

环境雌激素一旦进入人体，并积少成多，就会抑制雄激素发挥作用，使得男性出现生精困难，精子数量与质量均有所下降。不仅如此，环境雌激素还会影响甲状腺、肾上腺等重要内分泌腺体的正常分泌，造成人体神经系统和免疫系统功能障碍，从而导致精神性疾病和过敏性疾病发病率的增加，严重影响我们的健康。

这些年，环境雌激素已经成为男性生殖健康的"新杀手"。环境雌激素可以直接对生成精子的各种细胞产生危害。长期生活在环境雌激素丰富的地方，就容易使精子发生障碍或异常，导致精子畸形率提高，甚至造成新生儿先天缺陷。尤其是对青春期的男孩，环境雌激素还可引起性腺功能障碍，如生殖器畸形等。

环境雌激素虽然对男女都会产生作用，但相对来说对男性尤甚。因为卵巢每月只排1个卵子，而男性产生的精子数量庞大，生殖系统也更加敏感。所以，环境雌激素对男性的危害明显高于女性。因此，如果在环境雌激素丰富的地方工作，如从事装修等工作，一定要注意：工作时一定要戴口罩，并尽量减少油漆等物质接触我们的皮肤，同时保证每天工作后及时进行全身的清洗。

另外，还要提醒虽然不从事相关工作，却要入住刚装修好的新房的新婚夫妻们，条件允许的话，新房装修好短期内最好不要入住，要通过1～3个月充分的空气流通才行。而且在通风的时候，夏天要比冬天通风时间更长一些，因为夏天空气潮湿，不利于污染物挥发。如果条件不容许，在入住刚装修好没多久的婚房时，短期内也最好不要计划生小孩，因为胎儿畸形的概率相对会高出很多。

✚ 专 | 家 | 讲 | 堂

▌吸烟吸出男性不育

姜辉 〈 北京大学第三医院泌尿生殖中心副主任 〉

释疑

很多男性都有吸烟的习惯，但香烟中的尼古丁会作用于生产精子的曲细精管的生精上皮，使其生精功能减退，所以吸烟会使我们的精子数量减少，活跃度降低，畸形精子的发生率增多。澳大利亚有研究发现：吸烟者的平均每毫升精液中的精子数0.27亿个，活动率为49.27%；每天吸20支烟以上者有6%的人每毫升精液的精子仅为0.01亿个，明显低于受精所需的基本数目。此外，吸烟者发生精索静脉曲张率的风险是不吸烟者的10倍，而这又是使精子数量减少、活性降低、畸形精子增加的原因之一。

另外，吸烟还对男性造成一种"致命"危害，那就是使男性发生阳痿。研究证实：长期吸烟者，会引起包括阴茎血管在内的人体末端小血管发生栓塞，阴茎

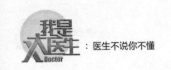

血液供应不良，从而出现阳痿。阳痿使得夫妻无法进行正常的性生活，不仅不育，还会严重影响夫妻感情。我们在临床研究中发现：吸烟者患阳痿的概率比不吸烟者高2倍；而在所有阳痿患者中，有60%都是烟民。

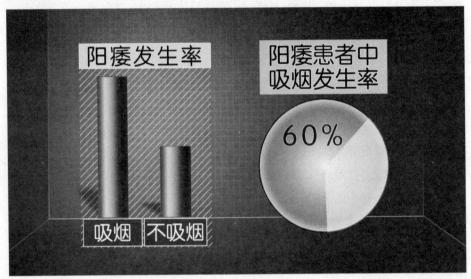

▲ 吸烟与阳痿的关系

这个数据值得广大的吸烟男性注意。

不少新婚男性在妻子备孕期间也知道自己要戒烟戒酒，"封山育林"，以提高精子质量。但很多人并不知道这个周期应该是多长，有的觉得调理1个月就行了。其实，这远远不够。在睾丸中，精原细胞转化成精子大概需要72天，也就是2个多月。但这时的精子还没有受精能力和运动能力，它要去附睾贮存。附睾其实是一条很长的管道，精子要在这里待20多天才能最终到达精囊，"整装待发"。所以，男性"备孕"的时间至少是3个月，如果是老烟民或老酒鬼，戒除烟酒的时间还要更长。另外，温度对睾丸和精子的伤害也很大，如果生病高热，热退后最好也休息3个月，等新的健康的精子生产出来再考虑要孩子。

对症

很多男性之所以不愿下决心戒烟戒酒，是因为他们不知道自己的生殖能力已经被烟酒严重损害。其实，只要去一趟医院检查，我们就能知道自己的精子数量与质量究竟如何。只是，中国人比较害羞，若非出现明显的病症是不愿意去医院检查的。

这里教大家一些在家中做精子自测的方法。

首先，看精液的颜色。

正常精液的颜色是乳白色的，可以略带一点黄色；而很久没有排精，或者泌尿系有炎症的人则会出现深黄色的精液，出现这种精液就需要去医院进行检查了；更严重的是红色或深棕色的精液，红色是精液中混进了血细胞，深棕色则是血细胞沉积过久造成的，这两种都属于血精，对于血精不能掉以轻心，因为它可能是某种严重疾病的信号。

睾丸只负责产生精液中体积很少的精子，而大部分的精液成分则是由精囊液和前列腺液组成的。前列腺腺体硬实不易出血，而精囊腺壁很薄，一旦有炎症，充血后就很容易出血。所以，血精最常见的原因就是精囊炎。精囊炎常与前列腺炎同时发生，多由于细菌逆行感染所致。血精还可能是因射精管充血，或邻近器官炎症蔓延而引起的精囊腺壁发炎、肿胀、充血。当然，也不排除是全身的血液疾病，比如血友病、血小板减少症等。所以男性最需要警惕的精液颜色就是红色。男性在身体疲惫的状态下过性生活最容易出现精囊黏膜破裂，从而出现血精。

其次，看精液的状态。

精子产生共分三个阶段。第一个阶段存在精囊中，此时的精子是清亮的。第二个阶段精子混合了精囊液和前列腺液后，就会变成胶冻状固体，这样的精子被固着住，活性很低，无法完成"冲锋陷阵"的使命，所以精子会经历第三个阶段：液化。前列腺液中蛋白质的含量很少，主要含有高浓度的锌离子、酸性磷酸酶、蛋白水解酶，而其中蛋白水解酶和纤维蛋白酶有促进精液液化的作用。通常精液会在被射出后半小时内就会液化。如果超过1个小时还不能液化，就是"精液不液化"，这是无法怀孕的。

最后，看精液的数量。

健康男性一次射精的量在2~6毫升，少于2毫升叫精液量少，少于1毫升叫精液量过少，大于7毫升则叫精液量过多。精液量过少有问题很好理解，为什么过多也不好呢？因为精液量过多，只是水分较多，其实精子数量还是偏低，而且被"稀释"了，致孕率和精液量过少一样。大家对2~6毫升没有明确的概念，粗略来看，健康的射精量就是填满安全套的尖端，并往上多出约1倍的量。

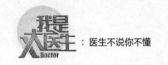
✚ 温│馨│提│示

▌精子也怕热

生活习惯决定男性的身体健康，尤其是精子质量。前面出现的那种像气球一样的"大头精子"，正是男性不良生活习惯造成的畸形精子。这个不良习惯就是洗澡，严格说是"泡澡"。我们知道，泡澡的水温一般都比较高，而高温正是男性精子健康的天敌。

人体的正常体温是36～37℃，而睾丸感觉舒适的温度则略低一些，在34℃左右，这也是为什么睾丸长在体外而不是体内。超过40℃的温度就会对男性的精子质量有很大影响。实验室中，我们将精子放在40℃的温水环境中，结果显示：几乎所有的精子都丧失了活性。高温不仅仅会影响男性创造生命，甚至还会影响男性自己的生命。因为高温会抑制睾丸功能，导致雄性激素水平失调，从而带来全身性的疾病，如心脑血管疾病、糖尿病、骨质疏松症等，甚至会直接导致男性寿命减少。

首先，要当心泡澡和蒸桑拿。

最容易让男性体温升高的，就是泡澡和桑拿。研究人员对进行淋浴、泡澡和蒸桑拿的三种男性进行温度测试后发现，淋浴后男性大腿根内侧温度在37℃左右，泡澡和蒸桑拿后则均超过了40℃，超过了精子保持活性的最高温度。也就是说，男性泡澡或蒸桑拿会损伤精子。

因此，男性要尽量减少泡澡和蒸桑拿的频次，1周最好1次，每次不要超过15分钟。

其次，要避免穿紧身牛仔裤。

除了泡澡，不当的穿着也会造成睾丸高温。尤其是紧身牛仔裤，紧身牛仔裤既厚又贴身，温度不容易扩散，阴囊就不能很好地散热，而且，睾丸本身有"升降机"一样的自动调节功能，天热时，它会渐渐远离身体，以更好地散热；天冷时，它则会相对收缩，更靠近身体以保暖。而紧身牛仔裤则将睾丸强制性紧贴在身体上，使其自动调节功能形同虚设。实验表明：一名男性在33℃的环境下穿着牛仔裤正常活动1个小时，其大腿根内侧温度就会达到40℃左右。所以，习惯长期穿着牛仔裤的男性，其精子质量相对来说就会偏低。

如果非要选择牛仔裤，那就要注意：试穿时要挑选相对宽松的，尤其是不会造成裆部紧绷感的牛仔裤。而且，在夏天应该尽量少穿牛仔裤。

再次，要留意汽车坐垫。

汽车坐垫也是导致睾丸高温的危险地带。冬天天冷，汽车坐垫冰凉，我们进车后会开启座位加热功能，但这个功能一般开5～10分钟即可，温度稍高就可以关掉了，不要贪图温暖而造成睾丸温度过高，精子质量下降。真正危险的是在夏天，汽车暴晒后车内座椅温度很高，超过60℃都是常有的事。我们做过实验：室外温度35℃时，将一辆汽车停放在露天停车场1个小时，座椅温度即高达66℃。而夏天最热的温度很明显不止35℃，汽车座椅经过不可避免的暴晒后，温度还会更高。因此，建议大家夏天开车前开一段时间的空调，等座椅温度降低在正常范围之内再开车；如果有急事不能等，可以在座椅上垫上牛仔裤等隔热的东西。

最后，要谨防发热。

还有一种睾丸高温很危险，甚至没法杜绝，因为它不是由外界环境造成的，它的起因就在我们体内，这就是前面提到过的——发热。

发热是一种常见的症状，很多病都会引起发热。而且，从医学上说，发热其实对疾病是有一定好处的：体温升高会让很多病原体失去最适宜的生长温度，从而降低其生长速度，减少机体面对的病原体数量，还能使病毒的酶或毒素失活，并加快体内化学反应速度来提高免疫反应水平。但是，发热对精子的健康可一点都没有好处。发热虽然一般在头上表现得比较明显，但其实全身都处在一种高温状态下，当然也包括睾丸。因此，如果男性生病伴有发热症状，一定要尽早去医院治疗，不要怕麻烦，自己随便吃点药就糊弄过去。

不过，来自高温的伤害并不是不可逆的。泰国玛希隆大学做过一个试验，8名平均年龄在30岁的正常成年男子在连续2周蒸桑拿浴后，精子活跃度显著降低，但停止蒸桑拿休养一段时间后，精子的活跃度又恢复了正常。所以，只要男性在生活中及时调整各种不良习惯，还是可以让身体恢复过来的。

辐射不是谣言

关于手机辐射，网上有不少争吵，有人说这是谣言，有人则对此言之凿凿。其实，科学来说，手机辐射量并不大，但积少成多，若是每天都长时间使用手机和电脑，的确会影响男性精子质量。美国的一个科研小组曾经对361名男性做过调查，结果发现：如果每天使用手机超过4个小时，其精子质量就会显著降低。

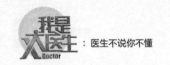

很多男性会习惯于把手机放在裤兜里，而裤兜又离睾丸很近，因此按"每天4个小时"的标准，其实很多人都超标了。最好的解决方法就是将手机放在包里，并且减少每天使用手机的时间。另外，还要养成睡前关机的好习惯。

除了手机，很多家电也是有辐射的，我们也应该尽量和这些电器保持一定的距离再使用。

家里常用电器中，辐射强度较大的第一个是微波炉，第二个是电热毯，第三个是加湿器，第四个是电吹风，第五个则是低音炮音箱。在我们日常使用中，都应该尽量将这些电器放置在身体1米以外的地方运行，减少辐射所带来的影响。

另外，在使用笔记本电脑时，尽量不要把它放在腿上：一来防辐射，二来避免笔记本电脑高温直接影响睾丸功能。

久坐不育

我们现代生活中经常需要久坐：上班、开车、骑车，等等。久坐对精子健康同样有不良影响。长时间挤压会使男性性器官缺血、水肿、发炎，影响精子的生成，严重的还会造成精索静脉曲张。精索静脉曲张是男性常见的泌尿生殖系统疾病，是导致男性不育的主要原因之一。精索静脉曲张的发病率占正常男性人群的10%~15%，而在男性不育症人群中则占19%~41%。

久坐最伤精子的就是骑车，很多人觉得骑车是运动，对健康有利，但由于骑车时车座正好压迫尿道、阴囊、会阴，会使这些部位充血，影响睾丸、附睾、前列腺和精囊腺的功能。而且，骑车时的颠簸震荡还会直接损害睾丸的生精功能。因此，建议大家不要长时间骑车，就算要骑，每骑1个小时也要休息一下。

久坐的危害跟坐在哪里也有关系，上节讲前列腺时提到，坐软沙发会使得前列腺更容易被压迫，导致各种问题；其实，长期坐在软沙发上，被压迫的不只有前列腺，还有阴囊。阴囊被压迫后容易导致静脉回流不畅，淤血严重时就会导致精索静脉曲张。

总之，需要经常久坐的男性最好每隔40分钟左右就起来活动一下，活动时间不少于8分钟，这样可改善血液循环，减少对精子的损伤。

精子的正确使用方法

很多人以为"跑得最快"的精子最容易受孕，其实，精子是没有方向感的，它们纯粹靠数量取胜。每次数千万到上亿的精子，进入子宫的有1%~5%，而真正能够见到卵子的更少，只有数百个。这数百个也不一定能和卵子结合。只有在很低的概率下，才会有1个精子钻到卵子当中，孕育出一个新生命。

正是由于怀孕的概率很低，所以想要孩子的夫妻会选择在女性排卵期那天进行性生活。但其实精子从射精到卵巢需要24~48个小时，所以最佳时间应该是妻子估计这两天快到排卵期了，就先进行一次性生活，让精子能提前到卵巢里等待卵子的产生。

另外，精液质量和性生活的间隔时间也有关系。不少夫妻为了怀孕，会选择短期频繁地进行性生活，这其实是南辕北辙。正常来说，相隔3~5天的精液质量是正常的，如果间隔时间只有1天，那精液质量就会比上次减少一半。

如果你正确地使用了精子，却还是没有怀孕，那也别着急。结婚后1年进行正常性生活后仍然不怀孕，才需要去检查。因为进行性生活1个月的怀孕概率是25%，半年是70%，1年是85%。现在很多夫妻几个月没动静就担心自己是否有问题，这样反而会造成不必要的心理负担。

补充硒和锌

睾丸是男人身上的钻石，既重要，也珍贵，需要我们善加调理。这里为大家介绍两种对精子健康很好的两种元素：硒和锌。

硒是影响精子产生和代谢的一系列酶的重要组成成分。研究证实，硒是对抗某些精子毒性作用的代谢元素，可避免有害物质伤及生殖系统，并维持精子细胞的正常形态。缺硒可影响精子生成与活性。我国约有72%的地区属国际上公认的缺硒地区。

富含硒的食物有龙虾、口蘑、动物内脏等。每100克龙虾含硒56微克，每100克口蘑则含硒39微克。龙虾太贵，而且不易烹饪，所以推荐大家吃口蘑补硒。"一荤一素一菇"本来就是健康膳食指南所推荐的，口蘑也是国外极为推崇的野生健康食品，其中含有人体所必需的8种氨基酸以及多种维生素、烟酸、抗坏血酸等。它还属于低脂肪食品，一般品种的口蘑的脂肪含量仅为干重的4.4%。

锌元素则是人体70多种合成酶的重要成分，并与200多种酶的活性有直接关

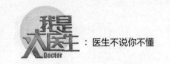
联。它直接并广泛地参与男性生殖生理过程多个环节的活动，维持和助长性功能，提高精子数量，参与睾丸酮的合成，营养生精上皮和增强精子活力，对男性生殖健康来说极其重要。

　　临床实验表明：正常男性精液中的锌含量必须保持15～30毫克/100毫升的健康标准。如果缺锌或失锌，男性生长发育和性器官、第二性征发育就会受到不同程度的抑制。富含锌的食物有牡蛎、瘦肉、花生、核桃等，另外，补硒能手——口蘑也是补锌的好选择。

幸福女人，警惕"胸"险

对女性来说，从14岁到90岁都会有患乳腺增生的可能。只要你乳房开始发育，它就会存在风险。如果乳房又胀又痛，但过几天症状就没有了，这是正常的乳腺增生，如果肿胀一直存在，就该引起足够的重视，因为乳腺增生有可能会演变成乳腺癌。而且，乳腺癌是不分性别的，也就是说：男人也会患乳腺癌。因此，我们都得警惕"胸"险。

✚ 健│康│顾│问

▌男女都会有的梦魇

悦悦拿着闺蜜的乳房B超图片，一脸愁容："栾大夫，我闺蜜查出乳腺增生了，这几天她特别担心，一直问我，那么，乳腺增生会不会转变成乳腺癌啊？"

王成钢拍拍悦悦的肩膀："回去告诉你的朋友，不用太担心，但是，的确有一部分乳腺增生会转变成乳腺癌。"

悦悦（跺脚）："这还叫不用太担心？你到底是在安慰她还是打击她。"

栾杰："成钢说得没错，的确有一部分乳腺增生有癌变的可能，但是女性朋友们不用太恐慌，因为乳腺增生10个女人中8个都会有，但并不是每一种增生都会向乳腺癌发展。伴随月经周期或者情绪变化的时有时无的乳腺增生并不可怕，可怕的是那种长期存在的增生。"

悦悦："好的，我会转告我朋友的。不过，我听说男性也会患乳腺癌。"

王成钢："是的，患乳腺癌是不分性别的，男性也有患上乳腺癌的风险。男性乳腺过度发育是由于雌激素分泌增多或雄激素与雌激素比值降低所致，严重的也会发展成乳腺癌。"

悦悦拍拍王成钢的胸口："王成钢，那你得注意了！"

王成钢："不不，我很好。我见过乳腺癌年龄最小的病例，是个14岁的小姑娘，而年龄最大的则是一位90岁的老太太。这说明，从14～90岁，我们都有罹患乳腺癌的风险，不得不防。"

李建平："是的，乳腺癌有两个发病高峰，一个是绝经期，国外数据统计是

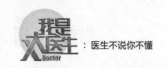

50～60岁的女性，而我国的数据统计是40～50岁；第二个高峰期就是70岁以上的女性，她们大多数是年轻的时候受不良因素刺激，累积多年后爆发，还有部分是绝经以后用激素治疗，补充雌性激素，导致第二个高峰出现所致。"

➕ 病│理│常│识

▍乳腺增生与乳腺癌

先来了解一下人体的乳腺组织。乳腺组织是由乳腺腺泡、乳腺导管和结缔组织构成的，它们共同构成了乳腺小叶，每个小叶合在一起，就构成了完整的乳腺。

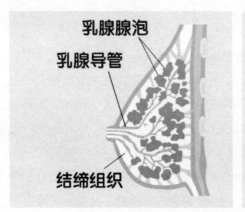
▲乳腺组织结构

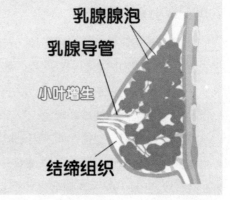
▲ 小叶增生

乳腺受女性激素的影响很大，乳腺增生就是乳腺腺泡、乳腺导管和结缔组织在激素的作用下不断增生，体积变大。由于乳腺被结缔组织包裹成许多个小叶，这些增生的小叶摸起来就像一个个肿块，所以乳腺增生也被称为小叶增生。

乳腺增生有两种情况，一种是因为女性在1个月当中的雌激素水平本身就会不断变化。所以一会儿随着激素水平升高而产生乳腺增生，一会儿又随着激素水平的下降而消失，这是正常生理现象。国外做过筛查，70%的女性都有过这样的乳腺增生。有些痛，有些胀，有可复性肿块，但是会逐渐恢复正常。而且，有时候女性的情绪变化，如生气、劳累、紧张、压力，休息不好等也会打乱内分泌规律，此时乳腺也会增生，但经过调理后都会恢复正常。

但另一种乳腺增生就需要特别注意了，那就是你的乳腺增生一直存在，它和月经周期、心情变化等没有关系，这种乳腺增生就可能会转向乳腺癌。

乳腺增生和乳腺癌的区别如下：乳腺增生多发生在乳房双侧，摸起来比较软，有痛感，发展过程较为缓慢，且与月经周期相关（增生通常在月经期前发生）。乳腺癌则多发生在乳房单侧，有石头硬感，摸起来不痛，且生长迅速，与月经周期无关。

✚ 专│家│讲│堂

乳腺癌怎么自查与确诊

王翔 中国医学科学院肿瘤医院乳腺外科主任医师

释疑

对于女性来说，从14～90岁都会有乳腺增生的可能。只要你乳房开始发育，它就会存在风险。如果乳房又胀又痛，但过几天就没有了，这很正常，如果肿胀一直存在，就该引起足够的重视。

具体如何判断自己的乳腺增生是不是乳腺癌呢？最好就是定期自查。自查是非常重要的检测手段，女性学会乳房自查，就能够及早发现自己的乳房是否有异常。

首先，乳房自检应该在月经干净以后（月经来潮后10天左右）再做，这样不会受经期激素波动的影响。同时，自检不仅是摸，还要看。所以，应该采取站立位，在镜子前自检。

第一步是看。看乳房的外形轮廓是否正常、对称；有没有一侧肿胀或者萎缩等症状；乳头是否对称，有没有缩进去或者上翘；观察是否有分泌物、红肿或像湿疹一样的东西；最重要的是，看乳房上是否突然长了"酒窝"，那是乳腺癌的重要标志之一，因为当肿瘤侵犯到皮肤时，多会出现不同程度的凹陷点，我们称之为"酒窝征"，尤其是弯下身的时候更容易发现，所以女性需要仔细观察自己的乳房皮肤有无橘皮样改变，在挤压时有无局部凹陷。

第二步是摸。应当将手指伸直并拢进行按摸，而不是手指抓提乳房。应该以乳头为中心点，向外围画圈按压检测。按压时，要使用指腹，因为这里最敏感，同时要深浅结合，这样才能摸到乳房底下的肿块，以及乳腺深处的硬物，正常的

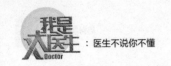

乳房不会有凹凸不平的异物感。除了乳房以外，乳房和腋窝的连接处也是乳腺肿瘤的易发位置，同样需要按压检查。重点是检查每侧乳房的外上方有无肿块，因为我们从大量乳腺癌病例的分析中得出，60%的肿瘤位于乳腺外上方。

学会这种自检方法，就可以第一时间发现并且及时治疗乳腺癌。建议女性朋友每个月检查1次，有丈夫的，可以请丈夫帮忙检查，结论会更准确。

除了自测，我们还要定期到医院做相关检测。我国常用的乳腺检查方法有B超、核磁、钼靶X线等，其中钼靶检查是最可靠和准确的。乳腺钼靶可清楚显示乳房内小于1厘米的结节性病灶，并可准确定性、定位。能检查出医师不能触及的结节，比有经验的医师早2年发现早期乳腺癌。不过，不少人觉得总做钼靶检查会有辐射，有致癌风险，其实这是谣传。乳腺钼靶X线辐射剂量每人次（两侧四位）只有0.2～0.9毫西弗，而人体能接受的安全值是250毫西弗。一比之下，就知道正常一年一次的钼靶检查对人体并无损害。

亚洲人的乳腺和西方人的乳腺不太一样，亚洲人的乳腺发育没有西方人好，所以，我建议亚洲人除了做钼靶检查，还得结合B超。我曾有一个患者，她就是通过B超检查发现了自己的乳腺有钙化，经鉴定是乳腺癌中期。

除了在家自测、去医院检查外，我们平时在日常生活里还要注意：千万别瞎补充外来的雌激素，这样会提高乳腺癌发病风险。早年美国曾经大范围使用雌激素作为更年期综合征替代治疗，效果很好，但是不久后就发现女性患乳腺癌的增长速度非常快。所以，2003年后，美国就停止了这种替代治疗方法，乳腺癌发病增长速度也随后减慢。所以，我们不要为了所谓的美丽，所谓的"返老还童"，去乱补雌激素，要根据自己的情况和医生的指导来使用雌激素。

对症

要降低乳腺癌的发病风险，首先要提倡母乳喂养。不少调查数据显示，不哺乳妇女的乳腺癌发病率要比哺乳妇女高很多。西方国家修道院修女的乳腺癌发病率就明显比正常妇女要高。在日本有个地区，妇女习惯只用一侧乳房哺乳，结果发现不哺乳那一侧乳房的乳腺癌发病率要比哺乳那一侧要高。这是因为：在哺乳时，存积在乳房导管里的刺激物有机会随着哺乳过程被清洗掉，乳腺疾病的发病率自然就降低了。

➕ 温│馨│提│示

▌莫让胸罩变凶兆

那些没结婚，目前没法进行母乳喂养的女性也有很多值得注意的生活细节。其中最重要的，就是胸罩的选择和穿戴。其实，C杯以下的女性是无需穿胸罩的，不穿胸罩反而更健康。当然，为了让身材更美，穿胸罩也无可厚非，但是一定要选对胸罩。

古时内衣被称为"亵衣"，是用来遮蔽身体隐私部位的。现在内衣的材料已不再局限于丝、棉、麻、涤纶，功能也"与时俱进"地融入了塑身健体、抑菌杀毒、抗寒保暖等作用。但是，如果选用不当，胸罩有可能变成凶罩。

首先，胸罩的材质最好选择纯棉的。

第一，很多女性购买胸罩时多会选择漂亮的蕾丝花边款。蕾丝花边虽然漂亮，但是有一个风险：蕾丝花边的微小纤维容易进入乳头，造成乳腺炎。

第二，更多女性比较偏爱有钢托的，可以使得胸型更挺拔。钢圈就像高跟鞋一样，它的设计目的不是健康，而是美观。几乎所有带钢圈的胸罩，尤其是所谓的"聚拢型内衣"，它为了挤出乳沟，钢圈的位置都偏内，这样的内衣就像给乳房"上刑"。久而久之，乳房周围的淋巴系统和血液系统就会受到损伤，造成乳房的血流不畅和压迫性疼痛，甚至有可能导致乳腺疾病。

第三，还有的女性贪便宜，会随便选择化纤的胸罩，但化纤的内衣不容易透气，最好还是选纯棉的。

其次，选择胸罩的尺寸也很重要。

很多女性不会选内衣，因为她们只知道自己是34A或80B，但却不明白胸罩尺码的具体定义是什么。这里教大家如何准确测量自己应当穿戴的胸罩尺寸。

测量自己的胸部尺寸时，要双肩放平，自然站立，水平测量乳房基底处的胸围，这就是下胸围；然后前倾45度，以乳头为测点，用软皮尺测量胸部最丰满处一周，即是上胸围。上胸围减去下胸围的差值就是界定罩杯的标准：

AA 7.5厘米

A 10厘米

B 12.5厘米

C 15厘米

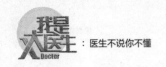
D 17.5厘米

E 20厘米

F 22.5厘米

34A或80B中的34与80则指下胸围，其中34是以英寸为单位（1英寸约等于2.54厘米），80是以厘米为单位。

最后，选好胸罩后，穿戴的方式也有讲究。

第一步，身体前倾45°，穿上胸罩。

第二步，用双手分别将左右乳房归拢到胸罩里，但不可过于向中间挤压。

第三步，调整胸罩肩带的松紧，以能够伸进一个指头自由滑动为准。

第四步，将胸罩的后背钩向下拉一拉，看底围是否处于水平状态。

第四，胸罩的穿戴时间也不容忽视。

很多女性为了塑身，常年穿着束身内衣睡觉，结果却造成种种意想不到的身体状况。美国癌症专家对5000名成年女性进行过调查，证实白天戴胸罩超过12个小时，与不戴胸罩者相比，患乳腺癌的危险要高出20倍。如果晚上也戴胸罩的话，更恐怖，要高出120多倍。

过紧、过长时间地穿戴胸罩会影响乳腺部分淋巴的正常流通，容易导致正常细胞癌变。所以，女性每天戴文胸的时间不能超过8个小时，更不能戴着睡觉，否则易诱发乳腺疾病。

综上，对于胸罩，女性朋友应该记住这四点：选择合适的材质、选择适合自己胸型的尺码、每次使用正确的步骤穿戴、控制好每次穿戴时间。

易感人群要小心

从14～90岁都有可能会患乳腺癌，但是对于中国人来说，乳腺癌最高危的两个年龄段是40～50岁和70岁以上。这是医学界公认的说法。

除此之外，还有一种尚无定论的因素也影响着乳腺癌的发病概率，即遗传基因。美国著名的女影星安吉丽娜·朱莉就因为乳腺癌基因筛查测试发现自己携带有"乳腺癌基因"，便预防性地把自己两侧的乳腺切除了。朱莉的家族里已经有4位亲人因为癌症去世，就在她接受这个手术的2周后，她的小姨也因为乳腺癌去世。

但是，美国也有不少专家认为朱莉这个手术并不值得推荐。因为相关的基因测试具有很多不确定性，只会增加无谓的心理负担和过度治疗。朱莉属于个案，不具备普遍性，没有必要跟风盲从。

的确，如果有乳癌家族史的女性，患乳癌的概率比没有家族史的高出5倍。不过，乳腺癌从1个癌细胞生长到1厘米大小的肿块，至少需要17个月的时间，女性朋友只要每年定期做一次常规体检，90%的乳腺癌都可以在早期筛查出来，并得到及时治疗，没有必要去做以上测试和手术。况且，目前在我国基因检查还不普及，也没有统一的标准。

➕ 实 | 用 | 妙 | 方

吃出乳房健康

现在很多女性喜欢称自己是"吃货"，看到美食就走不动路。还有不少女性以"怎么吃都吃不胖"为荣。殊不知，吃得太多，营养过剩会使患乳腺癌的概率明显增高。

美国费城福克斯·蔡斯癌症中心和上海市肿瘤研究所等机构跟踪调查发现：停经后的中国妇女如果以西方饮食为主，即食用牛肉、猪肉、虾、鸡肉、糖果、甜品和乳制产品等，她们患上乳腺癌的概率比以豆类和蔬菜为主者高60%。另外，有资料显示：吸烟史超过10年的女性患乳腺癌的概率是不吸烟女性的3倍以上；每日饮酒1杯或1杯以上者，患乳腺癌的危险性也比很少饮酒者高45%以上。这都表明，乳腺癌也有可能是吃出来的。

为了预防乳腺癌，我们不仅要忌口，还要学会吃正确的食物。其中，预防乳腺癌的明星食物就是黄豆。低剂量摄入黄豆制品里的大豆异黄酮，可以有效预防乳腺癌，因为大豆异黄酮在一定程度上可以抑制肿瘤的生成。但是，大豆异黄酮是一种类雌激素，倘若摄入过多，反而会造成乳腺癌患病风险的增加。我们每天摄入40毫克的大豆异黄酮即可起到很好的预防乳腺癌的作用，而经过提纯的大豆异黄酮保健品，一小瓶就含有10克以上的大豆异黄酮，轻易就会摄入过量。

因此，建议大家不要选用大豆异黄酮保健品，而是吃正常的豆制品。而且，越早食用豆制品，越有利于对乳腺癌的预防。有研究表明：青少年时习惯食用豆制品，更年期患乳腺癌的风险会降低。

这里推荐大家：绝经前女性每天摄取大豆异黄酮40毫克，绝经后女性每天60毫克；成年男性每天摄入40毫克，相当于喝一杯300毫升的豆浆，或者吃100克豆

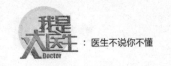

腐；更年期女性则应喝1杯半豆浆，或者吃150克豆腐。

另外，还给大家推荐一道在韩国上至领导、下至百姓都十分喜爱的传统菜品：大酱汤。大酱汤里的主要成分正是大豆发酵后的有益成分。曾有实验室做过调查：女性绝经后喝大酱汤，每天3杯以上，乳腺癌发病率会降低40%。

大酱汤的做法如下。

材料

干牛肉丝、豆腐、豆芽、尖椒、西葫芦片、土豆、蛤蜊若干；食用油、大酱、牛肉粉、辣酱、盐各适量。

制作

先将尖椒切丝，土豆切片，豆腐切块，放一旁待用；再将锅烧热，倒入食用油和大酱，并使其充分混合，然后加入大量水，搅匀烧开；将除蛤蜊外的所有食材倒入锅中炖煮；再加入适量的盐、牛肉粉和辣酱，最后倒入蛤蜊，煮开即可出锅。

除了大豆异黄酮，还有一种物质也对预防乳腺癌有很好的作用，那就是之前为男性前列腺排忧解难的番茄红素。北京大学第一医院营养科医师窦攀推荐大家食用一种名为"喀秋莎"的小西红柿，它里面的番茄红素的含量比一般西红柿高出4~8倍，个头不大，颜色红艳，好吃又健康。

吃动两平衡

饮食调理只有在与运动相结合时，才能发挥最大的保健效果。国外有过报道：1个星期运动4个小时以上的女性，乳腺癌发病率比不运动的女性要低80%。美国华盛顿大学的一项研究也表明：女孩从发育阶段(12岁)起多运动，可以有效预防成年后乳腺癌的发生。研究人员对65000名年龄在24~42岁之间的护士进行了调查，内容主要为她们12岁以后的运动情况。结果显示：如果女性在青春期及刚成年后多运动，她们在更年期患乳腺癌的概率比那些久坐不爱运动的女性要低23%。其中，患乳腺癌风险最低的女性，平均每周运动时间为3个小时15分钟，运动方式以跑步为主。

运动影响体重，而体重也对乳腺癌有很大影响。调查显示：50岁以上的女性，比正常体重超出10千克以上的，乳腺癌发病率要增加60%。

12~22岁，是女性运动效果最佳时间段，而处在乳腺癌两个高发阶段，绝经期或70岁以上的女性，更要注意运动，游泳、慢跑、快走等都可以。

殠死战场，保卫"生命之门"

子宫是女性生殖器官当中唯——个半外露的器官，很容易受到细菌、病毒的侵袭。因此，保卫子宫的"安全之门"——子宫颈就显得尤其重要。它是为子宫把关和站岗的"忠诚卫士"，但是，子宫颈自身也是脆弱的。每10个女性里，就有8个在一生中至少会感染一次人乳头瘤病毒（HPV病毒）。HPV病毒是宫颈癌的唯一致病因素。在这80%的HPV病毒感染者里，有5%会发展为宫颈癌，这个数据值得每个女性注意。

➕ 健│康│顾│问

没有硝烟的终极战场

开场视频：这是一场没有硝烟的战争，亿万战士只为争取唯一的生存机会。无数的死亡淘汰，只为争取第一的位置，在这个错综复杂而又危机四伏的战场上，只有最优秀且最幸运的战士才能赢得胜利，成为一个生命，来到世界上。

悦悦激动地说："今天的开场视频好像大片一样，让人看了热血沸腾啊！"

李建平点点头："生命的诞生确实是一个神奇而壮烈的过程，亿万精子在女性体内的激烈竞争不亚于一场战争，而且这场战争比人类历史上的各种战争都要残酷，因为能生存到最后的，最多只有一两个。"

栾杰："在这场战争中，除了亿万士兵，战场也十分重要，那就是女性的'生命之宫'——子宫。悦悦，你知道子宫是什么样子的吗？"

悦悦一脸自信："那当然！我可是养生达人，子宫就像一个倒过来的大鸭梨一样。"

王成钢："我们以前上医学课的时候，老师告诉我们，子宫更像一个人双手张开，然后低下头的样子。"

悦悦撇撇嘴："你居然也知道？"

王成钢无可奈何地叹了口气："我是医生好不好！"

栾杰："成钢说得没错，不过子宫平时可没成钢的头这么大，悦悦你觉得子宫有多大？"

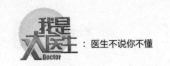

悦悦想了一会："应该跟一个大的水蜜桃差不多吧？"

栾杰："其实，子宫正常情况下是很小的，只比一个鸡蛋大一点。等到女性怀孕时，子宫最大可以膨胀20倍左右，接近于饮水机上矿泉水桶的大小。"

李建平："是的，毕竟在孕育生命的时候，孕妇要承载2.5~5千克重的胎儿。"

悦悦感慨道："孕育一个生命真不容易，所以说母亲是最伟大的。"

栾杰："但是，这孕育生命的场所——子宫也很危险。它是女性生殖器官当中唯一一个半外露的内脏器官，很容易受到细菌、病毒的侵袭。因此，保卫子宫的'安全之门'——子宫颈就显得尤其重要，它是为子宫把关和站岗的忠诚卫士。"

王成钢："是的，如果失去子宫颈的保护，病原菌就可以通过子宫和输卵管长驱直入，到达盆腔，轻者会引起宫颈炎、子宫内膜炎，严重的还会导致输卵管炎、盆腔炎，甚至还有可能导致败血症。"

➕ 病│理│常│识

▌宫颈的作用

宫颈又称子宫颈，是女性生殖系统中非常重要的组织器官之一。它位于子宫下部，近似圆锥体，长2.5~3厘米，上端与子宫体相连，下端深入阴道。宫颈涉及女性一生中的妇科、产科、妇女保健和生殖健康等一系列疾病防治与身体保健问题。从生理结构上来说，缺少子宫颈，对女性来说将是毁灭性的打击。

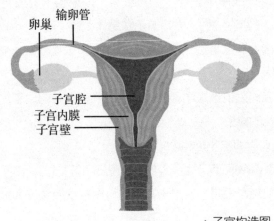

卵巢　输卵管

子宫腔
子宫内膜
子宫壁

▲ 子宫构造图

首先，没有子宫颈的保护，子宫将更容易受到外界细菌的威胁。前面提到，子宫是半外露的内脏器官，没有宫颈，子宫就相当于直接与外部接触，细菌和病毒将如入无人之境。

其次，宫颈在生育过程中也起着极其重要的作用。在受孕过程中，宫颈中的白细胞会首先将死掉的精子吞噬掉，以保证进入子宫的精子都是健康且"强壮"的。同时，宫颈本身又是精子的休息站，大部分精子会先停留在宫颈里，从子宫颈黏液中摄取养分，补给完成后再向子宫进军。也就是说：如果没有宫颈，可能大部分精子都到不了子宫，更别说输卵管了。

另外，在女性成功受孕后，宫颈还将发挥至关重要的作用。首先，妊娠后为适应胎儿的生长，子宫会不断增大，但宫颈却仍保持关闭状态，保证了胎儿在子宫内部安全生长，直到妊娠足月；其次，宫颈会分泌黏液栓以保护受精卵能够健康成长，不受外界威胁。缺少了宫颈，胎儿的发育将会增加无数风险。

✚ 专｜家｜讲｜堂

宫颈癌究竟可不可怕

杨佳欣 北京协和医院妇产科主任医师，教授，博士生导师

释疑

白带等分泌物是女性生殖系统健康的重要参考物。白带异常不但在白带量、白带气味上有明显的特征，而且单纯从颜色上也可以分辨出白带异常来。

白带的正常性状

正常情况下，在排卵期由于体内雌激素水平升高，促使宫颈腺体的上皮细胞增生，宫颈黏液的分泌量增加，黏液中氯化钠含量增多，能吸收较多的水分，所以女性白带的量会增多，质稀，色清，外观如鸡蛋清样，能拉长丝，是一种透亮的胶冻状；而在非排卵期，由于雌激素水平较低，孕激素水平升高，宫颈黏液的分泌受到抑制，黏液中氯化钠的含量也减少，这时的白带质地稠厚，色乳白，延展性变差，拉丝易断。

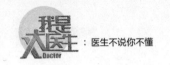

白带的异常性状

白带发黄则分几种情况：①白带黄绿色或发黄有异味，稀薄有泡沫状，或如米泔水样，颜色灰白，大多是感染阴道滴虫所致。②白带偏黄白，多数质地黏稠，有时也会出现质地稀薄，典型的呈乳白色，像豆渣样，或像凝乳状白色的片状或块状，多数是由于霉菌感染所致。③白带偏黄有异味或呈乳白色，带脓性，多伴有腹痛，一般由宫颈炎或宫颈内膜炎等引起。

白带若是灰色或者绿色，有豆腐渣样，则可能是霉菌性宫颈炎引起的；若是伴有严重瘙痒疼痛，有脓性，多见于淋球菌感染。

白带发红，即血性白带，则要警惕患肿瘤的可能，如宫颈癌、子宫内膜癌等。特别是进入更年期的妇女，更要进一步检查以排除癌变。

白带异常的原因各种各样，总之，只要发现白带出现颜色异常，就要及时去医院进行检查，避免更严重的病症发生。

小心人乳头瘤病毒（HPV病毒）

白带异常最严重可能提示你已经患上宫颈癌了。很多人都知道宫颈癌是由HPV病毒，也就是人乳头瘤病毒引起的。它是和导致胃癌的幽门螺旋杆菌一起被确证的两种能导致癌症的病毒。有致病病毒，就说明宫颈癌其实是可以传染的，它主要通过性关系传播。HPV病毒有100多种，除了引起宫颈癌的那种靠性关系传播的HPV病毒，还有可以通过亲密接触传播的，比如疣，也就是我们平时说的"瘊子"，它可以通过接触衣物和公共用品来传染。不过HPV病毒分高危和低危两种，皮肤疣一般由低危HPV病毒引起。

HPV病毒还有一种传播途径就是母婴传播。如果孕期妇女感染了HPV病毒，当婴儿在母体内的时候不会感染HPV，因为病毒只在宫颈处。但婴儿顺产必须经过宫颈，就有可能被HPV病毒感染，导致皮肤长疣。所以，如果是感染HPV的孕期妇女，都要进行剖腹产，避免婴儿感染。

很多人谈癌色变，尤其是女性，对于经常耳闻的宫颈癌存在着相当大的恐惧。其实，宫颈癌相对来说并不可怕，它是目前所有癌症当中，唯一可以有效预防、早期及时发现，并且能早期治疗的癌症。对宫颈癌存有恐惧感的女性，多数是因为对宫颈癌相关方面的知识了解不足。虽然宫颈癌和HPV病毒之间存在着联系，但不是所有感染了HPV病毒的女性都会患宫颈癌。而且，绝大部分人都会感染HPV病毒，就女性而言，HPV病毒的终身感染率累积可高达80%。也就是说，每10个女性里，就有8个在一生中至少会感染一次HPV病毒，而这80%里面，真正有机会发展成宫颈癌的只有不到5%，剩下的那些都被人体自然消灭了。

人体感染了HPV病毒以后，多数患者会很快形成对该病毒的免疫力，当免疫能力足够强大时，在半年到2年时间内，病毒就会自然消失。大多数女性体内的免疫系统是足以把进入体内的HPV病毒消灭掉，只有少数免疫功能较弱的女性无法自然消灭进入体内的HPV病毒，造成HPV病毒持续感染，但这个过程需要6~10年时间，才可能发展成为宫颈癌。

不过，宫颈癌虽然在诸多癌症中是相对不严重的一种，但它依然对女性的生命健康造成了严重影响。据统计，全球每2分钟，就有一位女性因为宫颈癌去世。

对症

细菌可以通过药物清除，比如大家都知道的抗生素。但病毒不行，比如肝炎、禽流感、非典等，这些都是由病毒引起的，无法通过药物清除。我们最好在早期做好预防工作，所有癌症在早期都是可以完全治愈的，宫颈癌是唯一一种我们可以随时检查、随时观察到的癌症，所以只要做好及时的筛查，宫颈癌是可以治好的。

宫颈癌前期病变比较明显：一是性生活后出血，70%~80%的宫颈癌症患者都有这一症状；二是宫颈糜烂，年轻女性宫颈糜烂经久不治，或是更年期后仍有宫颈糜烂，应该引起重视；三是接触出血，如妇科内诊检查后出血，这都是宫颈癌前病变的征兆；四是白带混血，除上环引起子宫出血外，女性长期白带混血应及时检查。

除此之外，阴道分泌物增多也是征兆之一。临床上75%~85%的宫颈癌患者有不同程度的阴道分泌物增多，大多表现为白带增多，后来多伴有气味和颜色的变化。

另外，对于绝经多年的老年妇女，出现阴道不规则出血，由于出血量不多，而且不伴有腹痛、腰痛等症状，极易被忽视。其实，这种阴道不规则出血也是宫颈癌的早期征兆之一，需要老年妇女引起重视。

宫颈癌与性生活的关系也很密切。随着现代人性观念日趋开放，宫颈癌有向

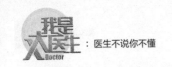

年轻女性转移的趋势。数据统计显示：20岁以前结婚（指发生性关系）的妇女，宫颈癌的发病率为1.58%，21岁以后结婚的妇女，宫颈癌的发病率下降到0.37%，两者相差4倍。所以，早婚早育的女性患宫颈癌的概率要远大于正常女性。

美国一项研究表明，性伴侣数大于或等于10个者在宫颈癌新发病例中占36%左右，说明多个性伴侣与宫颈癌有明显的相关性。这是因为精子进入阴道后会产生一种精子抗体，这种抗体一般在4个月左右才能完全消失。如果性伴侣多，性交过频，则会产生多种抗体(异性蛋白)，更容易患宫颈癌。所以，预防宫颈癌最主要的就是健康、有节制地过性生活。

不过，性生活是否健康并不全是女性的事。男性其实是很多女性罹患宫颈癌的罪魁祸首。全世界宫颈癌发病率最低的是犹太人，因为他们的宗教习惯要求他们的男人成年后必须施行割礼，即切除包皮。这恰恰保证了男性生殖器官的健康，也就降低了女性伴侣被HPV病毒传染的风险。因为，包皮过长或是包茎，其特点就是包皮长时间地盖着龟头和尿道口，使包皮内板、尿道、冠状沟等部位的腺体分泌的黏液不能排出，淤积于包皮内。加上尿液的"灌溉"，使包皮与冠状沟局部区成为一个良好的细菌繁殖区，那些分泌物及尿液中的有机成分成为细菌天然的"粮库"。特别是夏季人体腺体分泌旺盛，正好给细菌提供了丰富的营养。因此，男性在青春期过后如果仍然有包皮过长的现象，最好做手术切除。即便做过包皮手术，男性在生活中也要注意保持生殖器官的健康洁净。

✚ 温 | 馨 | 提 | 示

你会选内裤吗

很多女性在选购内裤的时候，就已经不知不觉地将危险买回了家。

很多女性会选择蕾丝内裤，一来美观，二来透气。其实，蕾丝不等于透气，因为蕾丝的材质一般都是由尼龙等合成的化学纤维，它不具备很好的吸湿性，容易导致内裤潮湿，给细菌的滋长提供了一个良好的环境。按照相关法规，聚酰胺、尼龙和聚酯在生产女性服装时属于违禁物品，因为这些纺织品的吸湿性只有3%～3.6%，远低于最低标准6%。俄罗斯甚至出台了一条相关规定：禁止蕾丝内裤及其材料的生产、进口以及销售。他们认为蕾丝内裤的原材料会危害女性的身体健康。所以，不建议大家选择蕾丝内裤，最好还是选择透气的纯棉内裤。

　　除了材质，内裤的颜色也有讲究。为了美观，不少女性会选择深色系的内裤，尤其是处在"本命年"的女性，大红色内裤是少不了的。但是，大医生提醒大家：最好选择白色或者浅色的内裤。一来，深色系内裤的染料可能会造成阴部过敏、发炎，二来，内裤是宫颈健康的"晴雨表"，宫颈和子宫的"求救信息"都是通过内裤传达给我们的。比如若是患有慢性宫颈炎，白带就会变得浑浊，甚至带红、黄色，如果能早点发现这些病兆并及时治疗，就能避免各种让女性烦恼的妇科病。而穿深色系或图案太花的内裤，就会妨碍我们观察内裤上的疾病信号，就可能拖延病情，导致病来如山倒。

　　还有一个需要考虑的地方就是内裤的大小。女性的阴道口、尿道口、肛门靠得很近，内裤穿得太紧，就会与外阴、肛门、尿道口产生频繁的相互磨擦，使这一区域污垢中的病菌进入阴道，引起阴道、宫颈感染。不过，由于内裤不像其他衣物，一般不能试穿，所以，最好的办法是选择比腰围大3～5厘米的内裤。需要注意的是，这里的腰围不能以空腹测量的为准，否则还是会出现实际穿戴过程中过紧的情况。

　　最后，建议大家每半年全面更新一次内裤，杜绝长期清洗也无法根除的残留感染。

清洗，过犹不及

　　近年来，由于人们健康意识的提高以及对妇科疾病知识的增加，不少女性会选择在沐浴的时候用女性护理液清洗私处。清洗本身没有问题，但使用女性护理液则成了问题。女性生殖系统里有个非常重要的微环境，它和我们的肠道一样，存在着很多对人体有益的乳酸杆菌，这些乳酸杆菌就像女性身体的卫士，在维持阴道自净及抗感染中起到关键作用。

　　而经常使用女性护理液进行清洗，会在杀死阴道内致病细菌的同时也将这些"卫士"一并除掉。所以，在清洗完成后，新的致病细菌反而更容易趁虚而入，侵入我们的阴道，直达宫颈，造成霉菌性宫颈炎，等等。

　　所以，女性在清洗私处的时候最好选择清水，不要过犹不及。

　　另外，还有不少女性会经常使用护垫。其实，护垫和不透气的内裤是同一个效果，都会导致潮湿的环境，使得细菌滋生，造成感染或炎症，不少宫颈炎就是这么来的。而且，由于护垫每一次粘贴的位置会有所移动，未来得及清洗的粘胶

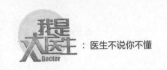

就会直接接触阴部，也容易导致炎症的发生。

规避雷区

在女性日常生活中，有几个会威胁到女性私处健康的地方，尤其是夏天的公共游泳池、公共浴室、公共卫生间，等等，都是遍布细菌的女性健康"雷区"。我们对一些女性常用的公共设备进行检测发现：女性最担心的公共浴巾其实是相对比较干净的，因为浴巾属于比较好消毒的，只要有完善的消毒设备，可以轻松地清洗干净。而公共卫生间里的马桶圈以及公共游泳池的水则并列第二，它们均存在不少病菌，能够威胁到女性生殖系统健康。

而病菌最多，对女性来说最碰不得的，就是公共浴室的座椅。由于长期处在潮湿环境中，且不像池水那样每天更换，所以浴室里的座椅积累了大量的病菌，女性去公共浴室时最好不要坐在座椅上。

走出"宫颈糜烂"误区

不少女性在看到体检报告上的"宫颈糜烂"都会大惊失色。27岁的小美就因为这个原因，去私立医院前后花费数万元治疗宫颈糜烂，结果却被公立医院医生告知：宫颈糜烂其实并不需要治疗。

医学上的糜烂指皮肤、黏膜处的浅表性坏死，局限于黏膜表层，比如口腔溃疡，即便不治疗，过一阵也就自愈了。而在宫颈上有两种皮肤组织，一种是鳞状上皮细胞，很光滑，就像我们梳子的光滑面；还有一种是柱状上皮细胞，形状像梳子，但更密集，看起来就有坑洼，这就是我们看到的糜烂部分。它主要集中在宫颈的内侧，当女性性发育开始，有了月经之后，里面的柱状上皮受到雌激素的影响，就开始更多地向外发展。于是，也就有很多糜烂状的皮肤在宫颈检查时被发现，这并非病态变化，只是人体自然的状态变化。很多医院大张旗鼓地宣传如何如何治疗宫颈糜烂，如激光、冷冻，等等，其实都有过度治疗的嫌疑。

✚ 实 | 用 | 妙 | 方

内裤的正确清洗方法

女性生殖器和我们的呼吸道、消化道一样，是和外界有接触的。宫颈也容易受外部细菌、病毒的侵袭，造成炎症或感染。有一样东西女性天天用，却在时刻威胁着她们的宫颈健康，那就是内裤。

英国的卡梅伦医生很早就通过调查发现了内裤的污染极其严重。根据平均数据，每条内裤上会沾染0.1克粪便，而这不起眼的0.1克粪便里就包含了100万个病毒、10万个细菌、100个寄生虫和10个虫卵。由于女性的阴道口和肛门靠得很近，所以很容易就会使这一区域污垢中的病菌进入阴道，引发生殖系统感染。

研究证明：80%的妇科疾病都与内裤的穿戴习惯有关。如果能够做到正确地穿戴和保持内裤卫生，就能使更少的细菌进入女性的生殖系统，保证宫颈和子宫的健康。

清洗频率

很多女性因为工作和生活习惯的问题，将每天换下的内裤堆在脏衣篓里，周末再用洗衣机全部洗一次。这种做法有两个问题：首先，脏衣篓本身就是病菌横生的地方，将内裤放在这里，细菌就会逐渐滋生，等于你还没洗，就先把洗干净内裤的难度增加了很多倍；其次，是洗衣机的问题，洗衣机是病菌交叉传播最严重的地方，它虽然会为你省去不少力气和时间，但却为你的宫颈健康埋下了定时炸弹。

清洗工具

洗衣机里很湿润，特别容易滋生细菌，尤其是霉菌。即使你将内衣裤分开洗，也免不了各种交叉感染。有的女性就因为用洗衣机清洗内裤，结果得了霉菌性阴道炎。另外，洗衣机即便不必用来清洗内裤，它的使用方法也是有讲究的。首先，洗衣机洗完衣服千万不要马上合上盖子，因为潮湿的环境更容易滋生细菌。另外，在正常使用频率下，每半年就应该对洗衣机本身进行一次清洗。

内裤最好是脱下当天就单独进行手洗，至于洗涤产品的选择，不少女性会选择号称杀菌效果达到99.999%的洗衣液。其实，这只是商家的宣传手段，他们所宣称的杀菌效果，其实只是针对个别几种病菌，而不是所有病菌。最好的选择是洗衣粉和除菌皂，因为这两种东西都是碱性的，可以破坏细菌细胞壁里的主要成分——蛋白质。不过，洗衣粉如果清洗不干净会残留很多白色颗粒，摩擦皮肤，所以除菌皂是最好的选择。

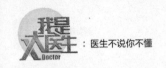
清洗水温

清洗内裤的水温也有讲究，很多女性会觉得：肯定是用热水，甚至是开水烫一下，杀菌效果最好。其实，用热水洗会使得内裤上沾染的女性分泌物中的蛋白质发生变性，粘附在内裤上，给清洗和杀菌造成更大困难。凉水自然也不利于污染物的溶解，因此，最佳清洗温度是40℃左右的温水，也就是手伸进水里微微感到有点热的程度。

洗后晾晒

内裤洗好后就是晾晒的问题了，有些女性洗完内裤就顺手晾在了卫生间里，害怕晾在外面不好意思。其实，紫外线是一种很好的杀菌武器，所以，晾在通风的、可以被阳光照射的地方才是最佳选择。

对于有伴侣的女性来说，伴侣的内裤卫生也决定了你的健康状况，因为男性的生殖器官也是一个藏污纳垢的"好地方"。所以清洗男士内裤时也最好遵循上述原则。

最后再为大家总结一下内裤的正确清洗方法：保证每天更换，每天清洗；即便单独清洗，也不要用洗衣机进行清洗；使用手稍微能感到热度的40℃温水将内裤进行充分浸泡，再将除菌皂均匀地涂抹在内裤上，用手仔细搓揉清洗，随后用清水冲洗3～5遍，最后拧干，晾晒在阳光可以照射到的通风处即可。

心脑血管为王，
时时需要保驾护航

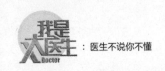

莫让"血管"变"雷管"

许多老年人都有不同程度的血管硬化现象，血管本身是非常有弹性的，为了使血液流动顺畅，所以血管内壁很柔软，但是硬化的血管内壁则会增厚，使得血液循环不顺畅。"冰冻三尺非一日之寒"，血管的硬化自然也是一点点发展来的，从弹性减弱到硬化再到粥样硬化逐级发展，而一旦到了粥样硬化，血管就成了"雷管"，心肌梗死、脑出血就会不请自来。而且，千万不要以为只有老年人才会有血管问题，人体从30岁开始血管就开始老化了，需要我们提高警惕，做好预防工作。

✚ 健│康│顾│问

▌血管硬化成"雷管"

王成钢故作神秘："悦悦，今天我又给你带来一样新东西。"

悦悦毫无兴趣的样子："我已经对你绝望了，又没品位又抠门，上次居然给我带了一个胆结石，这回又是什么？"

王成钢信誓旦旦地表示："这个保准你没见过实物，是一段'新鲜'的血管。"

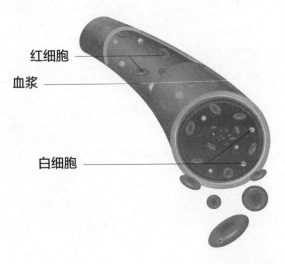

红细胞

血浆

白细胞

▲ 血管图

悦悦仔细看了一下："我只是透过皮肤看过自己的血管，原来真实的血管是这样的啊。"

李建平："是的，这是名副其实的'生命的管道'，我们身体里密布着很多这样的血管，它将我们身体所需的养分和氧气源源不断地输送到全身组织。"

悦悦："我听说很多人的血管会硬化，这是怎么回事？"

王成钢："硬化的血管在外观上和正常的血管区别不大，但是血管壁的弹性和正常血管则相差甚远，尤其是血管内部还存在很多粥样硬化，几乎把血管全堵塞住了。"

栾杰点点头："是的，造成血管硬化的原因主要有两个，一个是血管的自然老化，血管壁会慢慢失去弹性，还有一个就是这样的粥样物造成的动脉粥样硬化。"

悦悦："血管硬化在我们身体里会造成怎样的后果？"

王成钢："首先，血管硬化、堵塞后血液循环不畅，身体各组织不能顺畅地得到养分与氧气的补给，就会产生各种不适感。另外，粥样硬化的血管加上高压血流就很容易发生破裂，而一旦动脉血管破裂，结果自然是致命的。我在急诊科经常能碰到血管破裂的患者，尤其是一些老人，大家可能非常熟悉脑出血，这种疾病大部分就是脑中的动脉血管破裂引起的。"

栾杰："脑部的动脉血管是非常细小的，一旦出现破裂，血液就会流出，脑部就会严重受损。急性脑出血的死亡率高达40%，即便抢救过来患者也有很大的后遗症，轻则失语，重则瘫痪。由于50岁以上人的血管就开始出现不同程度的硬化，所以这种急性脑出血好发于50~70岁的人群。"

李建平："据统计，60岁以上人群血管硬化的发病率高达80%。比例相当高，而且这些人里有一部分已经是严重的动脉粥样硬化者。'冰冻三尺非一日之寒'，血管的硬化自然也是一点点发展来的，从弹性减弱到硬化再到粥样硬化逐级发展，而一旦到了粥样硬化，血管就成了'雷管'，心肌梗死、脑出血就会不请自来。"

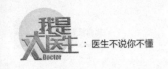
✛ 病│理│常│识

血管硬化的征兆

血管硬化是任何人都避免不了的，它贯穿我们的生命始终。千万别以为年轻时血管就肯定没问题，人体从30岁开始血管就开始老化了，还有些人不到40岁，可血管老化的程度已经相当于50多岁的老人。虽然老化与硬化不同，但我们依然要在年轻时就注意血管硬化的种种征兆。

首先，注意爬楼梯时感觉到的隐隐的胸痛。

这是因为在爬楼过程中心肌缺血造成的。别看心脏为全身提供血液，可心脏本身也需要充足的血液才能正常工作。如果心脏血管出现硬化，心肌得不到充分的血液供应，就会出现疼痛，严重的还会出现心肌梗死，危及生命。现在随着居住条件的提高，已经很少有老人要爬楼了，不过你可以用连爬3层楼梯的方式来自测一下，看是否会感到胸痛，如果有，说明你的血管硬化已经到中等程度了。

其次，注意间歇性跛行。

间歇性跛行即走路不长时间就会感觉腿脚酸痛，休息三五分钟又有所缓解，但是再接着走一段路又会觉得酸痛加剧。很多老人出现类似问题后会误以为是骨质疏松，以为缺钙了，结果补了半天钙却发现毫无作用。其实，这种情况多是由于血管硬化到一定程度后，腿部的血管狭窄，血液不能很好地流通，腿部肌肉血液供应不足，容易疲劳造成的。如果出现这种情况，说明你的血管硬化程度已经非常严重了。

再次，注意左右上肢的血压差距过大。

正常情况下，左右上肢的血压是允许有一定差异的，但不能超过10毫米汞柱。当我们上肢血压差距超过20毫米汞柱时，就说明你一边的血管存在动脉硬化、血管变狭窄的可能。

最后，注意短暂的意识丧失。

例如突然有几秒眩晕，眼前一黑，意识不清，过一会又缓过神来，这说明颈动脉有严重粥样硬化的可能，导致脑缺血，从而出现短暂的意识丧失。

除了以上对男女通用的四点外，还有一个对男性来说非常明显的特征，就是晨勃次数急剧减少。阴茎勃起就是阴茎里的海绵体吸收了充足血液后膨胀的结果，但当男性的血管硬化后，血流受阻，就无法为海绵体提供足够的血液，这时候阴茎就无法正常勃起，或者勃起不充分。所以，晨勃的频率与硬度可以间接反映血管的健康状况。

专 | 家 | 讲 | 堂

血管也会破裂吗

孙立忠 北京安贞医院心脏外科中心主任

释疑

我曾接到一位52岁的急诊患者，清晨突然感觉胸口难受，像被撕裂了一样，伴随有剧烈呕吐。经过检查后发现，他的主动脉血管的内膜层发生了撕裂，出现破口，致使其血管肿得有碗口那么大。这种情况十分危险，随时都可以要了他的命。

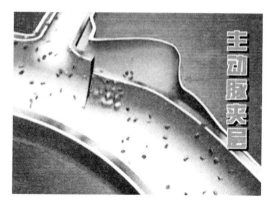

▲ 主动脉血管内膜层发生撕裂

血管膨胀到这个程度已经是极限了，随时可能发生爆裂，而血管一旦爆裂，那他就坚持不了几分钟了。

而且，这样的患者可不是一两个，他们大部分是由于主动脉粥样硬化，或者先天性基因缺失导致主动脉壁薄弱，在高血压的作用下使血管内膜被撕裂，血液从破口进入到血管壁的中层，在血管壁的两层之间形成一个像袋子一样的空间。这个袋子里全是血液，越积越多，血管就被撑得越来越大。此时血管壁只剩下一层极薄的外膜，在血流的高压冲击下很容易破裂，而血管壁一旦破裂，就会像决堤的洪水一样，让患者在倾刻间死亡。

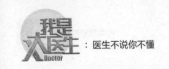

大家对这类血管疾病可能不是很熟悉。我国每年大概有20万人会出现类似的情况，但是真正得到及时救治的只有不足2%。

我们如何判断自己胸口剧痛是由于主动脉夹层还是由冠心病引起的呢？首先，出现主动脉夹层疼痛时间长，强度大，且用药无法控制；其次，主动脉夹层与高血压密切相关，冠心病则不一定伴随高血压。另外，冠心病只是心脏疼痛，而主动脉夹层则会从心脏开始竖直向下扩散，甚至会引起腹痛。

对症

出现主动脉夹层一定要及时进行手术。但主动脉手术是心血管外科中技术难度最大的手术。它涉及的重要脏器多，死亡率高达20%以上，一直是世界性难题。很多年前我还在阜外做医生的时候，有一名20多岁的主动脉瘤患者，谁也不敢给他做手术。正好有一位国外著名的血管专家来讲学，医院便请他主刀，结果手术还是失败了。

如今，我们自主研发了一项世界领先的技术。我们先用导管给患者建立血液的体外循环，阻断坏掉的那段血管的血液循环，然后把坏掉的血管切开，放上我们特有的支架型人工血管，这个支架放好后，我们用人工血管替换病变血管，这种人工血管是用特殊的材料制作的，可以最大限度减少人体的排斥，随后将人工血管分支逐一和患者原来的血管吻合，最后，重新建立体内血液循环，手术就成功了。

这个手术听起来轻松，但最少要进行6~8个小时才行。期间不能出一点点差错，否则就会造成患者死亡。目前，北京安贞医院血管外科每年要进行300~400例这类手术，挽救了很多患者的生命。

➕ 温｜馨｜提｜示

杜绝不良习惯

血管的健康跟我们的日常生活习惯有着密切联系，不良生活习惯会使血管加速老化。

首先，是让交感神经过度兴奋的各种习惯。

最常见的就是由于工作压力过大，注意力长期高度集中。例如出租车司机，他们需要在夜间拉活，非常辛苦。开车时，他们身体里面的交感神经会始终保持兴奋状态，刺激心跳加快，心脏收缩力度加大。这时候，他们的血压就会升高，对血管造成伤害，他们的血管就比别人的衰老得快，也更容易硬化。

有的人特别容易脸红，他们就属于交感神经容易兴奋的人。因为，脸红就是交感神经兴奋刺激血管引起的，爱脸红的人一定要注意：你的血管可能在你脸红的时候正遭受损伤。除了脸红，交感神经兴奋还会导致心跳加速，用手按脉搏就能发现。

还有一种人遇到一点事就特别容易激动，他们也属于交感神经容易兴奋的类型。这里面最有代表性的，就是A型血的人。A型血的人从性格上看就属于比较容易激动的。激动的时候，我们的交感神经处于极度兴奋的状态，尤其是一些老年球迷，看球的时候特别容易激动，一激动就容易突发高血压，导致昏迷，甚至死亡。

容易失眠的人也多是因为交感神经兴奋造成的。失眠时，血管所承受的损伤会更大。调查显示：长期"黑白颠倒"的人，患心脏病的风险会比正常人增加1倍。

所以，我们要尽量缩短交感神经兴奋的持续时间。比如：年纪大的人开车时间不要过长，最好是每半个小时就休息5分钟左右，这样可以让血压和血管得到适当的缓解。另外，适当的运动有助于缓解交感神经兴奋，每天抽出半个小时进行轻中度的运动，如快走、慢跑等，对缓解血管压力有很好的效果。

其次，是吸烟。

第二个会加速血管老化的重要原因就是吸烟。吸烟是冠状动脉粥样硬化的重要因素之一，相关研究结果提示：吸烟通过抑制血管舒张、增加血管收缩、使斑块变得不稳定、启动炎症与修复血脂成分等途径在冠状动脉粥样硬化的启动、触发与进展中发挥重要作用。

大医生专门做过实验：志愿者在正常情况下被检测出的血管扩张度为9.3%，处于正常水平，而在吸了3根烟之后再次测量，这一数值就立即降到了8%。由此可见，只需接触烟雾几分钟，就会造成血管尤其是血管内皮的各种损伤，这种损害在远离香烟之后的24个小时内都会持续。那些每天烟不离手的人就更可怕了，他们的血管几乎无时无刻不在遭受摧残。

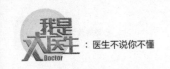

食疗切忌盲目

在不少中老年人群中存在这样一种说法：醋能软化血管，治疗高血压。大医生明确告诉大家：这个说法是错误的！醋的主要成分是5%～20%的醋酸，醋酸进入人体之后就会分解，变成热量。醋酸并不会进入血管，也就不会对血管产生任何作用。相反，醋会破坏钙元素在人体内的动态平衡，会促发和加重骨质疏松症，所以老年人最好不要长期喝醋。

还有一样东西非常受中老年人欢迎，那就是深海鱼油。大家认为深海鱼油也能软化血管，降低血脂，甚至治疗动脉硬化。其实，深海鱼油不像我们想象得那么神奇。深海鱼油的多不饱和脂肪酸含量确实比淡水鱼高，多不饱和脂肪酸也确实有一定的降血脂作用，但是它并不能直接作用于血管，让血管保持弹性。

✚ 实│用│妙│方

神奇的一氧化氮

三位科学家因为发现一种对血管很好的物质而获得了诺贝尔生理学或医学奖。这种神秘物质就是一氧化氮。通过研究，三位科学家发现：血管内皮不只起到保护血管的作用，这层薄薄的内皮细胞还可以分泌一氧化氮，别小看这一氧化氮，它就像是我们全身血管的管家，控制着所有血管，把血液输送到身体的各个角落。

我们的血压是时刻变化的，比如跑步时候的血压和静坐时的血压是不同的。当血压因为各种原因突然升高的时候，一氧化氮就会控制着血管扩张变粗，让血流快速通过，减少对血管壁的压力；当血流恢复到正常压力时，一氧化氮又会让血管收缩到正常粗细。

所以，一氧化氮分泌的减少，将直接导致血管衰老。正常人25～30岁时，一氧化氮的分泌量是最多的，这时候我们的血管相对来说也最健康。但是30岁之后，人体内一氧化氮的制造能力逐渐开始走"下坡路"。到40岁左右，我们血管内皮分泌的一氧化氮已经严重供不应求，此时我们血压升高的时候就缺少让血管相应扩张变粗的能力，慢慢地，高血压就形成了。

因此，我们要注意从食物中补充一氧化氮。有人会问：一氧化氮明明是气体，为什么食物能帮助补充一氧化氮呢？大家可以结合下图来理解。

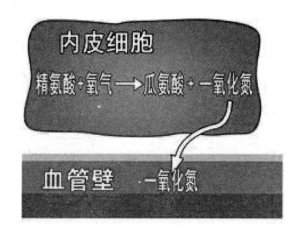

很多食物当中含有一种叫精氨酸的物质，被人体吸收后会通过血管内皮直接转换成血管需要的一氧化氮。曾有专家做过实验：两组高血压的患者，其中一组食用富含精氨酸的食物，和另一组食用同样高油脂食物的人进行比较，结果发现食用精氨酸食物的这组人，其血管的扩张能力明显优于没有食用含精氨酸食物的那组人。

花生就是最好的选择食物之一，它的精氨酸含量最高，每100克花生里含有3.13克精氨酸。其次是杏仁、核桃和榛子。

吃花生补充精氨酸是有讲究的，首先，花生最好是生吃，炸花生最好不要吃：一是油炸食物对身体不好，二来炸花生里会放很多盐，高盐会引起血压升高，三来高温的油会让精氨酸流失。另外，吃花生时花生皮最好不要剥掉，因为花生皮中含有多种有益成分，可以辅助增加骨髓的造血功能。花生皮同时会增加血液血小板的数量。不过，血小板很容易堆积在粥样部位，加重粥样硬化的程度，所以建议老年人，尤其是血管存在粥样硬化的人最好不要吃花生皮。买来的干花生仁不好剥皮，可以把干花生泡在水里，2个小时以后，用手轻轻一碾，花生皮就剥下来了。

人每天需要的精氨酸在10～20克，我们从平常的饮食中就已经摄取了大部分精氨酸，作为补充，我们可以每天食用一把花生。吃花生的时候最好分早、中、晚吃，而且要细嚼慢咽。营养学家建议每颗花生至少咀嚼15次，这样最有利于营养吸收。

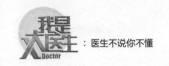

不容小觑的维生素P

血管粥样硬化的最开始是血管内皮的损伤。血管内皮薄薄一层，每天却要经历将近12万次的血液冲刷——全身每一处血管要经历这样的高强度考验。而且，在此同时还要随着血压不断调整：扩张和收缩。每一次的冲刷都有可能对血管内皮造成伤害。

受到伤害的血管内皮不但不能很好地分泌一氧化氮，帮助血管舒张，而且细胞间很容易出现空隙，低密度胆固醇就会在空隙之处扎根，逐渐形成粥样硬化。如果血管内皮细胞发生坏死和脱落，它会分泌出一种物质让正常的血管内皮细胞无法再分泌一氧化氮，这时候我们的血管就会更加快速地发生粥样硬化。

因此，我们需要补充一种能保持血管内皮完整性，让血管特别有韧性的营养元素——维生素P。维生素P既可以辅助降低血液中的低密度胆固醇含量，又可以帮助增强血管的柔韧性，尤其是毛细血管的柔韧性。

很多食物中都含有维生素P，一般含有维生素C的蔬菜水果都含有维生素P，比如橙子、山楂、杏、杨梅等，它们的维生素P含量都比较丰富。但维生素P含量最丰富的还要数茄子了，每100克茄子含维生素P 75毫克以上。

一般人吃茄子会削皮，但维生素P主要存在于茄子皮和茄肉连接的这一层里。皮一削，就把维生素P全削掉了。同时，维生素P在120℃以上很容易流失，所以要保证茄子里的维生素P被完整吸收，可以选择将茄子切成小条，短时间蒸。

这里，再让营养专家杜广贝先生教大家做一道营养又美味的鸡肉炒茄丝。

材料

茄子1个，鸡肉50克，调料、油、姜片、蒜泥各适量。

制作

首先，将茄子与鸡肉切成丝备用；然后，在锅中倒入大量水，点火烧开；再将切好的鸡肉丝放入水中余一下，20秒后捞出放在一旁；将锅擦干后，放入少量油、姜片和蒜泥，煸炒数秒，再将茄丝放入锅中（注意油温不能过高，避免维生素P流失）翻炒；等茄丝炒到半熟时，将鸡肉丝与酱油一起倒入，继续翻炒；出锅前还可放入一些尖椒丝调味润色。

这道菜里不仅有维生素P含量丰富的茄子，还有富含精氨酸的鸡肉，是保护血管健康当之无愧的"明星菜肴"。

当心负面情绪冲爆你的血管

激烈的情绪刺激会让我们的心血管系统完全崩溃，而这种崩溃最开始的表现就是"扑克脸"，即表情淡漠。研究证实：长期表情淡漠的人多有心血管问题，严重的还会出现多次心肌梗死。所以，我们需要通过各种方法调节自己的情绪，让自己笑脸常开，舒缓血管压力，这样不仅能愉悦身心，更能规避罹患心血管疾病的风险。

✚ 健│康│顾│问

▌可怕的"扑克脸"

悦悦一脸郑重地说："这有一份来自一家精神病医院的死亡数据，精神病院50%的重症患者最后的死因都只有一个，不是抑郁自杀，而是和每个人都可能患的一种疾病有关。"

栾杰："是的，我们来看下面这组图片，里面每张面孔都属于精神病患者。仔细观察不难发现，他们都有一种十分相似的表情——淡漠，亦即俗称的'扑克脸'。而这种淡漠表情的出现，和他们相同的死亡原因有着直接的关系。"

李建平接着提醒道："这并不是精神病患者的特权，这种淡漠表情，每个人都可能会出现。但'扑克脸'只是表面现象，是患者在死亡之前最后一段时间里的主要病症之一，真正的罪魁祸首是心肌梗死。"

王成钢："是的，激烈的情绪刺激会让我们的心血管系统完全崩溃，而这种崩溃最开始的表现就是'扑克脸'。安贞医院心脏研究中心特意做过一次真人实验，通过志愿者的面部表情来了解他们的血管状况，结果显示，长期表情淡漠的志愿者多有心血管问题。"

栾杰："画面上这位志愿者表示，在接受测试时，看到那些令人惊恐的车祸画面，他其实是有相应感受的，但是不知道为什么当时的表情却是毫无表情。其实，这是因为人的面部表情和面部的肌肉和血管有关系。像惊讶、皱眉、微笑等表情会牵引到面部的口轮匝肌和眼轮匝肌，如果你的心肺功能有问题，冠状动脉狭窄，就会本能地将各种耗氧动作降到最低，要做出这几样表情就会感到不舒

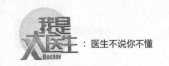

服。所以，心肌梗死患者会不自觉地就变成'扑克脸'。"

悦悦担忧地看了王成钢一眼："看来你也得注意了，我怎么发觉你在录节目的时候表情也很淡漠呢？"

王成钢哭笑不得："不是我淡漠，是你的表情太夸张了好不好！"

悦悦："夸张也比淡漠好啊，起码证明我的血管健康。"

栾杰："悦悦，别高兴得太早，表情太夸张也不是好事。表情太丰富的人每次面对应激反应的时候，表情特别夸张，说明他的肾上腺素、去甲肾上腺素分泌很多，而它们都是刺激心血管的物质，久而久之就会出现种种心血管问题。"

✚ 病│理│常│识

坏情绪如何引爆血管

"扑克脸"的出现表明我们的心血管出了问题，很容易患上心肌梗死。美国印第安纳大学医学院急诊部在2014年曾跟踪调查过50位患者，结果发现患有严重心肺疾病者在看到视觉刺激后往往面部表情没有变化。严重心肺疾病患者和非严重心肺疾病者在惊讶的表情上有显著差异。

其实，"扑克脸"并不是没有情绪，它反而是当一个人的情绪、压力到达极致，血管受到极大的伤害的时候，才会出现的一种表情。我们的心脏很小，和我们的拳头握起来差不多大小，如果你出现了坏情绪，比如暴怒、大哭，等等，这时候，你身体里的肾上腺素、去甲肾上腺素等儿茶酚胺物质就会快速升高，引起心率、呼吸加速，并且慢慢地损伤血管。同时，还会有一些炎性物质释放，刺激血管形成动脉粥样硬化斑块，或者导致已有的斑块破裂，迅速形成血栓，造成急性心肌梗死。

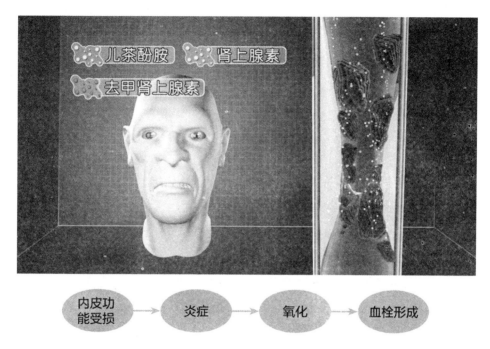

▲ 坏情绪引爆血管的示意图

曾有医学机构做过实验：对比两组小白鼠，一组一直受到人为刺激，如明火、突然的噪声，等等；另一组则一切如常。最后解剖发现：正常小白鼠的心脏是粉红色的，而长期受到惊吓的小白鼠的心脏会变黑、变小，说明它的心血管系统已经濒临崩溃。

✚ 专|家|讲|堂

心肌梗死风险自查与预防

刘梅颜 北京安贞医院心内科主任医师

释疑

我接诊过一位十分听话的患者，他叫小刘，39岁。短短2年时间里，他就发生过3次心肌梗死。第三次心肌梗死入院后，他死活都不愿出院了，因为他不知道下一次心肌梗死会在什么时候发生，他还能不能挺得过来。其实，在第一次心

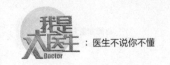

肌梗死发生后，他就开始正视自己的身体问题，严格按照医生的指示：回家按时吃药、控制血压、饮食注意、增加运动、减少工作强度，等等。但是，第二次、第三次心肌梗死还是发生了。第三次快要出院时，他拿着厚厚的病历坐在我办公室不愿离开，害怕出院后心肌梗死再次不期而至。

小刘的案例说明一个问题：情绪直接造成的心肌梗死"无药可救"。原来，小刘虽然按照医生的嘱咐在吃药、食疗、运动等方面做了工作，但却控制不住自己的情绪。他第一次心肌梗死就是因为和别人吵架，回去后越想越生气，结果气出了急性心肌梗死。即便发生了2次心肌梗死后，他依然不能很好地控制自己的脾气，遇到想不明白的问题就容易发怒，砸东西，甚至是打自己发泄。这样的极端负面情绪，才是他发生几次心肌梗死的罪魁祸首。

对症

小刘的这种情况其实每个人都有可能发生。这里教大家一个方法，自测自己有没有被坏情绪引爆血管的风险。首先你需要一台血压仪（通常200~300元），这个每个有老年人的家里都应该自备一台，方便随时检测家人的血压状况。

在测试前，先测量一次正常的血压；在测试中，做60秒的算术题，例如300减去7减去7减去7……不断运算结果（一定要保证运算速率，60秒至少做25道）。1分钟后，再测量一次血压。用测试后的血压减去测试前的血压，如果结果大于20毫米汞柱，那就说明你存在因坏情绪产生心肌梗死，甚至猝死的风险。

如果测试结果显示你有心肌梗死和猝死的危险，就要采用医学上的一种有效的训练方法：拉长反射弧。反射弧是人体执行反射的全部神经结构，由感受器、传入神经纤维、中枢、传出神经纤维和效应器构成。

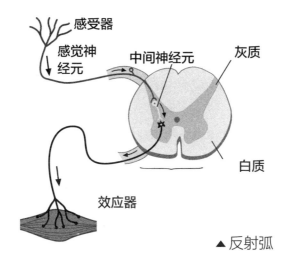

感受器

感觉神
经元

中间神经元

灰质

白质

效应器

▲ 反射弧

简单来说，反射弧代表一个人反应速度的快慢。有人在街头做过实验，实验人员趁行人不注意的时候突然拍他们一下。行人从被拍到回头的反应时间从0.3秒到1.3秒不等。这就是由于他们的反射弧不同造成的。

所谓"拉长反射弧"，其实就是让你的心脏和心血管系统变得更加"理性"，不要一惊一乍。这样在面对突来的压力和刺激时就不会产生极致的负面情绪，也就不会分泌过多的儿茶酚胺伤害心血管了。航天员在搭载火箭上天的时候，他们的血压、脉搏都能保持非常平稳，这就是在平时的专业训练中拉长了反射弧所致。

最简单的拉长反射弧的方法是每天深呼吸10分钟，跳绳30分钟，跳广场舞30分钟。因为单纯的运动刺激可降低安静时α运动神经元终池兴奋性，会让我们的神经反射弧变得更加"理性"。

另外，如果是比较懒的人，还可以选择安静的训练方法：比如喝咖啡的时候看一些缓慢游动的鱼的照片。因为咖啡本身可以刺激大脑中的内啡肽产生愉悦情绪，此时再看一些多姿多彩的鱼在缓慢游动，会有一种赏心悦目的惬意感。另外，还可以通过闭着眼睛吃东西来锻炼协调能力，也能起到一定的拉长反射弧的作用。

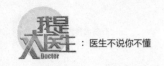

✚ 温|馨|提|示

坏情绪也有分类

拉长反射弧并非一劳永逸的选择，因为它只能帮助增强心脏，使其应激能力提升，但还是不能从根本上阻止坏情绪引爆血管。因此，我们需要从坏情绪本身出发，详细了解坏情绪的分类，从而"对症下药"。

坏情绪大致可分为外伤型和内伤型。

外伤型

外伤型俗称"容嬷嬷型"，这类人的主要特点是：咄咄逼人、好胜心强、努力工作、急躁易怒。外伤型是双刃剑，伤人也伤己。在他咄咄逼人的时候，其身体内的肾上腺素也开始分泌，刺激交感神经，使得血压升高，容易引爆血管。前面的小刘就是一个典型的外伤型，他工作特别认真，而且较劲，有次仅仅因为下属的报告中写错了一个错别字就急得直拍桌子。

如何判断自己是不是外伤型，最好的方法不是自我反思，而是去询问家人和朋友，看自己有没有过歇斯底里、不可理喻的情况。如果确认自己是外伤型，最好的解决方法就是使用一种能增加幸福感的"药物"，这就是幽默，每天看幽默视频或者听相声段子，开怀笑30分钟即可。

美国洛马林达大学的斯坦雷教授曾做过实验：把心肌梗死患者分为两组，一组只采取常规疗法，如运动疗法、饮食疗法、投药疗法；另一组则在疗程中加入了每天观看30分钟幽默录像的选项。结果显示：观看幽默录像的一组人，无论男女都取得了更好的治疗效果——心律失常发作率减少，血压、尿中血浆儿茶酚胺（心律失常诱发的分泌物）浓度降低。所以，在美国的一些医院里，还专门开设了"幽默室"。

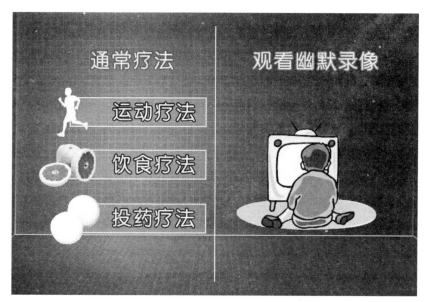

▲ 常规疗法与幽默疗法

内伤型

外伤型相对来说既容易判断，也方便治疗，但内伤型就比较复杂了。他们的感情不容易外露，总是暗暗受伤，在不知不觉间已经身处十分危险的境地。

有这么一个案例：65岁的王阿姨平时一直很注意身体健康，她发现只要一到周五，自己血压就会飙升到160/110毫米汞柱，头痛欲裂，坐立不安，吃什么降压药都不管用。原来，这种"周五综合征"的背后是她的紧张情绪。她的独生子一年前结了婚，和儿媳妇生活在一起，每周五晚上回来吃饭。但有一次儿媳妇在吃饭时无意间表达了她做的菜不对胃口。从此，王阿姨每到周五就开始为这顿晚饭发愁，甚至周四晚上就开始失眠，血压自然就飙上去了。

王阿姨就是典型的内伤型：忍气吞声、压抑情绪、人际沟通过分焦虑。表面看似平静但内心汹涌，很容易在心里憋着一些负面情绪。内伤型的人除了会分泌过多的儿茶酚胺之外，还会导致体内的炎性物质水平升高，会让血管损伤加倍。而且，这种"内伤"若不及时排解，时间一长就会引起5-羟色胺水平下降，既容易导致抑郁，也会让心血管出现意外的风险加倍。

芬兰首都赫尔辛基在调查过猝死或发生心肌梗死的居民后，列出了一个"诱发心肌梗死的危险事件指数榜"。

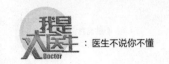
生活事件		危险指数	生活事件		危险指数
自己的事	配偶死亡	105	与家人有关的事	家人生病	54
	离婚	80		家人结婚	50
	判刑	64		家人离婚	48
	性生活不协调	41		一起居住的家人增加	39
	与配偶经常吵架	40		因工作而分居	34
	亲人死亡	34		家人的婚约	32
	经济困难	38		住处改建	23
	做出关系到将来的决定	38		与孩子分居	23
	好友死亡	34		配偶就业或失业	23
	债务方面的法律问题	26		与家人关系紧张	22
	4万元以上的购物	22		搬家	15
	宗教或政治信仰的变化	20	与工作有关的事	失业或被解雇	50
	改变生活习惯	12		退休	40
	4万元以下的购物	11		调职	36
与健康相关的事	因病住院一周以上	62		工作责任的变化	29
	改变睡眠习惯	15		与上司的争执	22
	改变饮食习惯	11		工作上受到奖励获表彰	20
				上班时间的变化	13

▲ 诱发心肌梗死的危险事件指数榜

其中："一起居住的家人增加"39、"与家人关系紧张"22、"改变生活习惯"12，"改变饮食习惯"11，这几项相加就是王阿姨的状态，84，比离婚还要高出4个危险点。

对于内伤型，在生活中最佳的调理方法是"色彩疗法"。无数心理学实验证明：缤纷的色彩更容易引起人类的愉悦感。内伤型的人要每天给自己制作愉快的幸福感，就可以选择色彩缤纷的衣服，如橙色、红色、粉色，等等。还可以通过美丽缤纷的鲜花来调节情绪，2005年发表在《心肺疾病康复杂志》的一项研究对107例患者进行调查后发现，那些进行1个小时园艺活动的心肺疾病患者，比那些只接受一般治疗的患者疗效更显著。现在在日本流行一种"鲜花疗法""园艺疗法"，就是因为鲜花和绿叶植物可以起到镇静、缓解压力、帮助心率降低、血压平稳的作用。

一般来说，橙色向日葵可以放在餐桌上，会让人食欲大增；书房里则比较适合放红色的玫瑰花，会让人精神愉悦，又积极向上。粉色玫瑰花、康乃馨适合放在卧室里，特别是女性的梳妆台上，因为粉色、紫色特别能够刺激女性的雌激素分泌，让女性变得更安静、娇美。阳台上则适合放茉莉花，茉莉花提取出的茉莉精油是治疗精神抑郁的有效物质，而天然的茉莉花散发出的香甜味道也可以消除压力。厨房可以放置一些绿萝，绿萝被称为"绿色的净化器"，能吸收空气中的苯、三氯乙烯、甲醛等有害物质，而且它一年四季常绿，能舒缓压力、抵抗抑郁。

远离凉水

测出自己属于哪种性格之后，很多人会担心自己不知什么时候就突然发生心肌梗死。一般来说，有些人上下楼、做费力的事情时都没事，却在洗脸的时候突然心绞痛发作。

原来，早晨刚刚起床的时候，我们的冠状动脉比较细，皮肤血管的反应也不充分，所以容易发生心肌梗死或心绞痛。而且，洗脸时我们会低着头，呼吸会稍微变得不畅快，此时若再加上冷水洗脸的刺激，让血管收缩，心肌梗死就更容易发生了。

所以，心脏病患者一年四季都要用温水洗脸，此外，漱口时头不要仰得过高，这样也容易诱发心肌梗死。特别是冬天的时候，皮肤一接触到冷水，血管就会立即收缩，1分钟内血压就会升高，很容易导致心绞痛、心肌梗死。

✚ 实 | 用 | 妙 | 方

食疗逆转血管损伤

有不少食物可以帮助我们逆转受伤血管，这里为大家推荐五种。

第一，富含谷维素的玉米。

谷维素能抗心律失常、防治动脉粥样硬化、消除血管紧张，还有降血脂、抗氧化、抗自由基的作用。玉米最早产于南美洲，当地的印第安人一直都在喝玉米粥，他们就从来没有出现过高血压和动脉硬化。所以在"富贵病"高发的今天，多吃点玉米可以起到预防心血管疾病的效果。

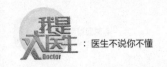

第二，富含蛋白提取激酶的麦麸。

蛋白提取激酶具有特别强的抗氧化活性及降血压作用。小麦草含有的主要营养成分都在麦麸当中，里面还有大量的B族维生素和丰富的微量元素，如硒、镁，等等，有很好的降血压和降胆固醇效果。另外，麦麸中的植物纤维素还能有效调节肠胃蠕动，保障肠胃功能的正常运行。麦麸的食用方法很简单，煮粥即可。

第三，能降低血浆胆固醇水平的米糠。

科学家在1996年到2000年期间曾在美国、芬兰和挪威开展了5项大规模研究，据这些研究报道：消费大量全谷食品的受试者的冠心病发病率明显要低于其他人。所以，他们建议大家不要吃精米，而是吃糙米。将玉米、麦麸、米糠这3种食材完美搭配起来，熬成一碗杂粮粥就很好。

第四，可以和前面杂粮粥搭配食用的橙汁。

橙子里富含维生素P，能扩张血管，降低血液黏稠度；橙子里的类黄酮和柠檬素还能增加高密度脂蛋白，减少低密度脂蛋白，从而保护血管，促进血液循环，降低冠心病和脑卒中的发生风险。另外，橙子的芳香气味还可以愉悦身心，抗击抑郁和压力。所以每天吃一碗杂粮粥，再喝一杯橙汁，就是保护心脏健康，逆转血管损伤的食疗良方。

第五，可以当成饭后零食的核桃、花生和腰果。

这类坚果含有不饱和脂肪酸，能营养神经细胞的细胞膜，减少兴奋在细胞之间传递的阻力。在一项西班牙所做的调查中发现：吃坚果对控制血脂和心脏病发病风险很有益处。每周食用2次以上坚果能够降低人们患致命心脏病的风险，不过，坚果每天的摄入量不宜超过30克。

脑卒中：致命的大脑微血管

　　超过50%的脑卒中患者都是小血管脑卒中，这种情况很常见，只是大家不知道而已。人体血管有粗有细，而大脑中最细的血管只有头发丝粗细，很容易堵塞，甚至变形。大脑小血管的血管壁是很薄的，通常只有1~2层肌肉细胞，它的弹性也很容易受血压影响。所以，高血压患者要十分警惕发生脑卒中的风险。

✚ 健│康│顾│问

你知道脑卒中吗

　　悦悦："前不久，在北京二环路上发生了一起诡异的车祸。原本在人行道上正常遛弯的61岁的王先生突然跨过绿化带，径直走向危险的机动车道，被一辆躲避不及的轿车撞伤。车主连忙下车查看，王先生此时仿佛恢复了正常意识，却怎么也想不起来自己为什么会跑到机动车道上来。"

　　王成钢："会不会是他的精神上出了什么问题？"

　　悦悦想了想："我猜是阿尔兹海默症，也就是我们常说的老年痴呆。"

　　王成钢惊讶道："没想到你还挺有文化，连这个都知道。"

　　悦悦一脸得意："那当然！那么多肉不是白吃的。"

　　李建平："其实你们只猜对了一点点，这位王先生的确是大脑出了问题，使他瞬间对自己的行为失去了控制，不由自主地走到机动车道上去了。不过，既不是精神失常，也不是老年痴呆，而是脑卒中。"

　　悦悦："脑卒中？一般中风的症状不是会突然倒地或嘴歪眼斜吗？怎么还会导致行为失控呢？"

　　李建平："这种脑卒中不是大家通常见到那种大脑血管突然大面积出血或是堵塞，一下子就倒下了。这位王先生的情况是，他大脑里的小血管变形了，被堵住了，甚至破了，影响了大脑支配身体的神经，所以才会出现这种身体失控、不由自主的危险行为。"

　　王成钢："尤其是在冬天，冬天心脑血管疾病的发病率是平时的六七倍。我

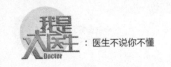

平时一天最多只有四五台手术，等到11月份之后，就会激增到每天9台，甚至是10台，几乎没有时间休息。而这些突发的脑卒中里，很多都是因大脑小血管堵塞所致。"

悦悦："没想到你还这么辛苦，看来你也得注意补补脑子了。"

➕ 病│理│常│识

高血压造成小血管脑卒中

超过50%的脑卒中患者都是小血管脑卒中，这种情况很常见，只是大家不知道而已。人体血管有粗有细，而大脑中最细的血管只有头发丝粗细，很容易堵塞。

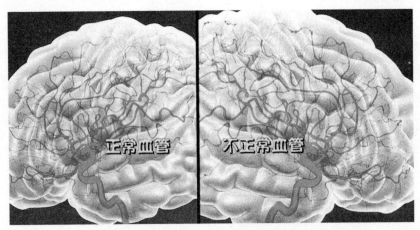

▲ 大脑里健康血管与"葫芦串样"血管

我们大脑里健康的毛细血管即使很细很短，但粗细匀称；不健康的脑血管则像一个"葫芦串"，有很多打结的小点，或大或小，结点中间的血管则会被拉得更加细。这种"葫芦串样"血管就是变形的小血管，容易堵塞，甚至破裂。

大脑小血管之所以会变形，最主要的原因是高血压。大脑小血管的血管壁是很薄的，通常只有1~2层肌肉细胞，它的弹性也很容易受血压影响。为了应对长期的高血压冲击，这些内皮细胞和平滑肌细胞就会被迫增生，造成管壁变厚、管腔变窄。另外，一些小血管则被高血压的冲击冲开了，从外观上看起来就像个葫芦。

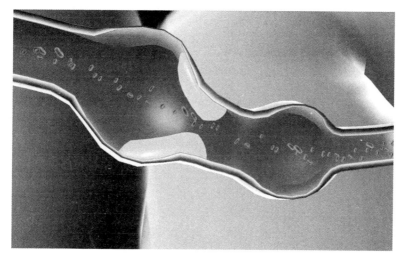

▲ "葫芦样"血管示意图

即便血压在正常范围内，不断波动也会对大脑小血管造成影响。不知道自己血压波动状况的人，可以一天分时测血压7次左右，整体波动不超过20毫米汞柱是正常的。

✚ 专 | 家 | 讲 | 堂

▌小血管变形的自测

黄一宁 北京大学第一医院神经内科主任

释疑

通过测量血压我们可以分辨自己是不是小血管变形的高危人群，但是提前抓住小血管疾病最隐匿、最意想不到的小症状，才是保命的关键。

首先，是特定技能的丧失。

小血管变形出现的征兆多与大脑掌管的特定技能有关：说话、计算、推理，等等。我曾遇到一个特殊病例，患者原本英语十分流利，突然有一天起来，一句英语都不会说了，拍了片子后发现：他主管语言的丘脑部分血管出血。所以，如果你突然发现语言功能出现障碍，不见得是什么都不会说，而是经常性想不起来一个物体叫什么名字，也就是医学上的"命名性失语"，就要提高警惕了，有可

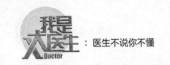

能是丘脑的血管发生变形，压迫丘脑导致的。还有的人原来是会计，能写会算，却突然间算数能力下降了，这都有可能是小血管出了问题。

有人会觉得这些征兆阿尔兹海默症者也有，不一样的是：因为小血管变形多是局部问题，所以除了特定的技能丧失之外，其他一切正常，而阿尔兹海默症则是整体的大脑功能退化，两者有显著不同；另外，小血管变形都是一阵一阵的，过一阵说不定就好了，而阿尔兹海默症则是逐渐加重、长期存在的。

其次，是关节痛。

这个一般人很难理解，大脑小血管问题为什么会造成关节痛呢？原来，当小血管变形，压迫负责身体协调性的部分后，就会造成我们走路不协调，一脚轻一脚重，长期不注意就会造成关节损伤，引起关节痛。不过，很多老人都有腿脚问题，很容易就会忽视这种蛛丝马迹。

出现上述两种情况之一，就要怀疑是否大脑小血管出了问题，需要到医院做进一步的检查。

对症

除了观察生活中的蛛丝马迹，我们还可以选择主动自测。这里教大家三种简单方便的小血管问题自测方法。

第一种方法：脚尖贴脚背走路。走路过程中要保证身体平衡，如果走得比较歪斜，而且很难掌握平衡，就可能是大脑小血管出了问题。

第二种方法：摸鼻子。首先，睁着眼睛用右手食指迅速地摸自己的鼻子，然后，再闭上眼睛用左手食指迅速摸自己的鼻子。能摸得越靠近鼻尖越准，若是摸到鼻翼或者鼻孔，也说明你的协调性不佳，可能是脑部出现问题。在以前没有酒精测试仪的时候，交警就是用这种方式来判断司机是否酒驾的。

第三种方法：划脚丫。这个方法听起来好玩，却是三种方法里最权威最准确的。这个测试已经有200年的历史了，绝大部分测试结果得到了印证。测试方法很简单：用棉签尾端（即木头一端）从脚跟开始，沿着脚外沿慢慢向小脚趾划去，从脚趾反应就能看出疾病征兆。

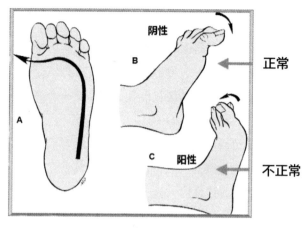

▲ 划脚丫测试的几种情况

如上图所示，A是棉签的滑动轨迹，B和C则是棉签滑动过程中脚丫的两种不同表现。正常情况下，脚丫受到类似刺激，会像B一样向下弯曲；大脑小血管有问题的人，脚丫则会像C一样向上翘起。

➕ 温 | 馨 | 提 | 示

▌你缺的不只是牙齿

美国哈佛大学做过一项为期12年、随访人数超过41000名男性的调查，结果显示：50、60岁的中风患者现有牙齿数量明显少于其他疾病的同龄患者，并明显低于同龄人的牙齿数量。进一步研究后得出结论：牙齿少的人更容易患脑卒中。如果你的牙齿少于25颗，那你中风的风险就会增加57%；如果再少一点，只有11~16颗，那中风风险还会增加到74%。正常人的牙齿应该有28~32颗。

牙齿数量与中风发生联系是因为：无论你是自然掉牙还是其他原因拔掉牙齿，口腔里长期积累的细菌和毒素就会从这些缺口进入血管，并随血流进入人体，造成血管及大脑组织发炎，使血管变窄，阻碍血流，导致大脑供血不足，增加中风的危险。

所以，每餐饭后我们都应该漱口，避免食物残渣引起口腔感染。如果牙齿已经掉落，需要戴假牙的人，在饮食完毕后要将取下的假牙用牙刷刷干净，并将口腔清洁后再戴上。而且，睡觉前应取下假牙，并放在盛有凉开水的容器内。

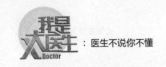

会掉落的斑块

不只有细菌引发的炎症可以导致脑卒中，还有一个更可怕的脑卒中杀手，它就像我们身上的一个"定时炸弹"，随时都有可能"爆炸"，这就是血管斑块。血管斑块多是颈动脉斑块，是颈动脉粥样硬化的表现之一，好发于颈总动脉分叉处，与老人缺血性脑卒中的发生密切相关。

大脑血管中也会出现斑块。大脑后面的椎动脉是很容易长斑块的地方。斑块本身不算可怕，可怕的是它会脱落。脱落的斑块若是堵住了通往大脑的血管，人体瞬间就会因为大脑缺血而直接死亡。

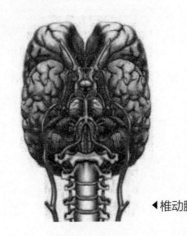

◀椎动脉

当然，椎动脉斑块脱落不是一天两天的事，在刚开始脱落时，它会使我们出现头晕、呕吐等症状，此时就要去医院做检查了；若不及时处理，斑块继续脱落，负责听力的部分就会受到影响，这时候出现的症状就是听力下降；后来，眼睛也会出问题，看东西出现重影。最后，当斑块脱落到基底动脉尖端时，就会产生"基底动脉尖综合征"，这时不仅视力问题进一步发展，变成一边看得见，一边看不见，就连智力也会受到严重影响。

不过，斑块本身也算是血管的"补丁"，缺少斑块反而是不健康的表现。高血压或者炎症反应会破坏血管壁，身体的修复系统会给变薄的血管打一个"补丁"，即斑块，以修复损坏的血管壁，如果没有这些斑块，血管就会破裂。斑块只有在累积多了，厚度超过血管的50%才会对我们的健康产生威胁，如果在50%以下，大家不必过于惊慌害怕。

这里教大家一个自测斑块严重程度的方法：摸两侧手腕及足背动脉的脉搏。

正常情况下两边的脉搏强度是一样的。若是一边出现了严重的斑块，那侧的脉搏强度就会变弱。此时再去测一下两边的血压，血压差超过20毫米汞柱基本就能确诊了。另外，分别测量上下肢血压也能说明问题：下肢血压一般比上肢高，如果突然发现下肢血压低于上肢了，可能也是斑块累积过多造成的，需要去医院及时治疗。

脖子也很"要命"

没有斑块累积的人，如果不注意一些生活细节，也有可能导致脑卒中，有一位40岁左右的阿姨，到理发店里剪头发，服务生刚给她洗完头，她一站起来就突发脑卒中了。原来，我们在理发店里洗头都是躺着的，头和身体的角度很大，脖子卡在水池边上，正好压迫了椎动脉，使血流不畅，时间一长，大脑供血不足，就导致了脑卒中。

由此可见，脆弱的脖子也是很"要命"的。我们平时坐公交车的时候，经常看到有些人坐在椅子上仰着头就睡着了，这样其实是很危险的。脖子里有几根很重要的大血管，前边是颈动脉（前循环），后面还有一个椎动脉（后循环），是给大脑供血的通道，如果这里的血管长时间被卡住，影响供血。之后突然站立，就容易因为大脑瞬间缺血而发生脑卒中。

✚ 实|用|妙|方

逆转脑卒中的"两大保险"

脑卒中比心脏病还要可怕，做心脏移植，从人体里摘出来的心脏几个小时以后再放到患者体内还是可以活的，但大脑里的细胞一旦死了，就不能再生了，这就是脑卒中最可怕的地方。所以，我们要为我们的大脑准备两份"意外保险"。

首先，注意家里的脑卒中高发场所。

第一个场所是餐桌。很多人对食物比较敏感，三餐做得好吃不好吃都会影响心情，心情变化则会影响心脑血管健康。另外，吃东西被呛到、筷子掉地上等一些难免的突发状况都会导致我们在做应激反应时血压上升，心脑血管经受更严苛的考验。

第二个场所是厕所。现在还有一些人的家里是蹲式厕所，蹲式上厕所会使我们的腹压增加，腹压增加血压就会增加，进一步则会导致颅压增加，脑血管自然

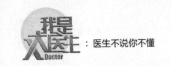

就容易受到损伤。建议有条件的还是使用马桶为宜。虽然长期使用马桶会有便秘等问题，但相对来说比增加心脑血管疾病风险要好得多。需要注意的是，长时间上厕所后突然站起来容易造成大脑缺血，引起脑卒中，最好方法是做好心理准备，一点一点地站起来。

第三个场所是浴室。天气忽冷忽热，我们洗澡时的水温和体温经常相差很大，若是洗澡的时候头一下子先遇到热水或冷水，血流就会应激加速，血压就会升高。若是水过热的话，大脑里的血管还容易因为遇热膨胀而发生破裂，尤其是本身就有高血压的人，更应该注意这点。

其次，食用蓝莓与枸杞子。

英国最新研究表明：蓝莓与枸杞子是我们常吃的食物当中抗氧化能力最强的。抗氧化是女性的最爱，因为它可以延缓容颜衰老。其实，由于血管斑块主要的成分是油，油本身无害，氧化之后却会变硬，阻塞血管，造成血栓等各种问题。所以，血管斑块比较严重的人，要多吃抗氧化能力强的食物。

先看蓝莓。在世界卫生组织公布的十大健康食品中，蓝莓是唯一入选的水果。联合国粮农组织也将蓝莓列为"人类五大健康食品之一"。还有人称：蓝莓可能比其他任何一种水果或蔬菜含有的抗氧化物都要多。

蓝莓不仅具有良好的营养保健作用，还具有防止脑神经老化、强心、抗癌、软化血管、增强人体免疫力等功能，其营养价值远高于苹果、葡萄、橘子等水果。蓝莓最重要的是它含有丰富的花青素，花青素的抗氧化力比维生素E要强50多倍。

其次是枸杞子。德国布伦瑞克试验室针对枸杞子的抗氧化能力做过一个实验，结果显示：保存了1~3年的枸杞子，抗氧化能力是石榴的3倍、橙子的12倍、苹果和香蕉的150倍，可以说，枸杞子的抗氧化能力指数是目前世界上已知高抗氧化成分食物中最高的。

枸杞子要怎么吃才能发挥最大的作用呢？有条件的话，最好能食用新鲜的枸杞子或是用鲜枸杞子榨汁喝，这样抗氧化的效果会发挥得更好。如果是干枸杞子的话，也要会挑才行。先要看，好的枸杞子颜色鲜艳，但不过分，大小整齐统一，没有潮湿；然后闻，抓一把枸杞子近距离闻一下，如没有辛辣、刺鼻子的味道，说明用来熏染的硫黄量不是很大；最后摸，不粘手，而且没有明显结块的是比较好的枸杞子。

04
CHAPTER

"三高"难逃,
常备"良药"

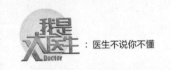

👨‍⚕️ 你是糖尿病"后备军"吗

根据2013年发布的《中国成人糖尿病流行与控制现状》显示，我国糖尿病前期的发病率高达50%。就是说，10个人里至少有5个人都是糖尿病前期。我国成年人当中，有4亿人都处在糖尿病前期。糖尿病前期在体检数值上并不能被明确查明，它需要辅以一些特殊身体信号才能被确认。因此，千万不要只相信"纸面上的健康"，我们需要多加留心自己的身体变化，并通过科学的饮食进行长期而稳定的调养。

➕ 健│康│顾│问

你是糖尿病"预备役"吗

悦悦："有一位彭先生，43岁，他所在的单位每年都会组织体检，几年来，他除了有脂肪肝外，其他指标都正常。所以，一直以来他都自认为生活得很健康。一次，他的体检报告出来后，依然是各项都正常，但取报告的时候医生让他再详细检查一下血糖。但他觉得自己向来很健康，就没当回事。这样一拖就是2年，2年之后彭先生开始常常感觉胸闷，时不时会感到腿寒，他认为是自己受风了，仍然没有去看医生。但是可怕的事件终于发生了，彭先生突然感觉自己的胸口疼痛难忍、呼吸困难，家人见状赶紧将他送到医院，经过抢救彭先生最终脱离了危险。医生说彭先生是心肌梗死发作了，而导致他患上心肌梗死的正是2年前体检报告正常时被他忽略的疾病——糖尿病。但是，为什么在指标正常的时候，医生就预知彭先生的血糖有问题呢？"

李建平皱皱眉头："这个我还真是不太明白了，按理说血糖在正常范围内就应该能说明没患糖尿病。"

王成钢："那个时候彭先生还没患糖尿病，但他已经处在一个非常危险的时期，我们叫作糖尿病前期。2013年发布的《中国成人糖尿病流行与控制现状》显示，我国糖尿病前期的发病率高达50%。就是说，10个人里至少有5个人都是糖尿病前期。"

悦悦惊讶道："天哪！就是说每2个人里就有一个是糖尿病前期？中国一半

以上的人都是糖尿病的后备军？"

王成钢点点头："没错！糖尿病前期还并不是真正的糖尿病，但是，这已经走在路上了，而路的终点正是糖尿病。这些糖尿病前期的人就是糖尿病大军的预备役，尤其在35岁以上的人群里，这样的人特别多。"

栾杰沉思了一会："我已经开始担心自己了，我就是觉得自己生活得挺健康的，体检报告也一直很正常。"

✚ 病 | 理 | 常 | 识

高热量等于高血糖

如果胰岛素不能正常工作，血糖自然会升高。胰岛素不正常工作的原因有很多，医学界最近有了一个新发现：当人体长期处于摄入热量超标的情况下，就会破坏肠道菌群的平衡，从而导致胰岛素不能正常工作。当肠道里的菌群结构被破坏后，有害菌就会增加，有益菌就会减少，这时有害菌产生的毒素进入血液循环，容易加重胰岛素抵抗，最终可能引发糖尿病等慢性疾病。胰岛素抵抗是指各种原因使胰岛素促进葡萄糖摄取和利用的效率下降，胰岛素抵抗易导致代谢综合征和2型糖尿病。

正常情况下，我们每天应该进食的热量，是（身高－105）×30，如果你身高180厘米，那每天应该进食的热量就是（180－105）×30＝2250千卡。如果人体长期摄入的热量超过这个指标，很容易破坏肠道菌群的平衡，导致胰岛素抵抗，最终导致糖尿病。

✚ 专 | 家 | 讲 | 堂

糖尿病前期的几大信号

纪立农 ·‹ 北京大学人民医院内分泌科主任 ›

释疑

糖尿病的确诊主要凭借指标，但糖尿病前期却能从一些蛛丝马迹里找到端倪。虽然这个时期，患者自己还没什么感觉，但实际上，他们身体内的部分微血

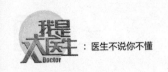

管已经开始病变了，从而在身体上显露出种种信号。

通过病理分析与长期观察可以发现，这些信号一般分为三种，这三种信号里有一个出现，就可以算作糖尿病前期的征兆了。

首先，颈围过大。

最新研究显示，当男性颈围大于或等于39厘米，女性大于或等于35厘米时，可能接近糖尿病前期的临界值。当测量值达到甚至超过这个临界值时，就一定要关注自己是否为糖尿病前期了。

其次，黑棘皮病。

如果大家发现颈围已经接近临界值，那就要关注糖尿病前期的第二个信号，如果出现了这个信号，就非常危险了！第二个信号是脖子周围皮肤的颜色。当脖子周围出现一圈黑，好像总是洗不干净时，这就是患了医学上称的黑棘皮病。这种皮肤病不是天生长得黑，而是皮肤褶皱处局部发黑。从糖尿病前期开始，人体的微血管循环就开始变差，这时人体皮肤的皱褶处就容易出现黑色素沉积并变得粗糙，这在脖子后面和腋下的皱褶处尤其明显。

最后，餐前低血糖。

有些人在晚餐前会有饿、心悸、出汗等症状，这就是糖尿病前期的最典型的一个症状，叫作餐前低血糖。一般人在空腹时不会有低血糖现象，有的人即便不吃早餐，在午餐前也不会出现这种现象。因为这个现象不是饿出来的，而是吃出来的。胰岛素就像一辆小车，能把血管内的糖运走，但处在糖尿病前期的人的胰岛素小车在餐后3~4个小时的时候是最多的，此时胰岛素分泌达到高峰，而血液中的血糖值已经不高了，这时大量的胰岛素小车还是会"勤勤恳恳"地把血液里仅剩的糖都拉走，结果自然会出现低血糖现象。而这个时间，恰好是下一餐开始之前。这就是为什么很多人都觉得自己酣睡一晚，早上起来也不会饿得慌，反倒是在午饭前或晚饭前饿得心悸难受。

另外，餐后吃饱即犯困，也是糖尿病前期的信号之一。

美国杜克大学综合医学中心的贝思博士在美国"关爱网"载文说，糖尿病的一个重要的早期信号就是吃饱就困，偶尔一次不必担心，但如果经常这样，则可能是身体在报警。

除此之外，糖尿病前期风险比较大的人群还包括以下几种特殊情况：

1. 有糖尿病家族史或有心血管病史。

2. 伴高血压、高脂血症。

3. 有妊娠糖尿病史。

4. 分娩过体重超过4千克婴儿的女性。

仅凭以上这些信号，我们还不能确诊一个人是否是糖尿病前期，最关键的一个标准，其实是一条参考线，我叫它"死亡线"。我们通常以空腹血糖值来判断是否患有糖尿病，正常人的空腹血糖值为3.89 ~ 6.1毫摩尔/升；如大于6.1毫摩尔/升而小于7.0毫摩尔/升为空腹血糖受损；如2次空腹血糖大于或等于7.0毫摩尔/升考虑糖尿病，建议复查空腹血糖、糖耐量试验。如果随机血糖大于或等于11.1 毫摩尔/升可确诊糖尿病。

但空腹血糖值正常也可能是假象，像之前提到的彭先生，他的空腹血糖值按常理就是正常的，但它已经超过我的参考线，真正的安全值应该是5.6毫摩尔/升。而且，这个值还要根据历年的数值变化来判断。把前几年的体检报告综合起来看，就算你的指标在正常范围内，没有超过5.6毫摩尔/升，但如果每年的体检结果，空腹血糖呈一个逐年上升的趋势，比如今年3.8毫摩尔/升，第二年4.0毫摩尔/升，第三年4.1毫摩尔/升，第四年4.3毫摩尔/升，这就要提高警惕了，这说明你很可能已经成为糖尿病的后备军。

对症

高热量等于高血糖，所以我们必须严格控制每天的热量摄入，为此我们需要了解一些食物所含热量的情况。很多人以为自己偏爱吃素，意识不到自己吃的热量有可能会超标。以松仁玉米为例，大家都以为它是粗粮，是素食，但它的热量竟然有630卡，是黑椒牛扒的2倍还多，3盘松仁玉米，就超过很多人一天所需的热量了。西红柿炒鸡蛋的热量也很高，有453卡，同样大大超过牛扒。

除了总热量超标，脂肪量超标也是破坏肠道菌群的重要原因。世界卫生组织规定，每人每天摄入的脂肪量最好不超过55克。还是以松仁玉米为例，它的脂肪含量高达51克，如果你今天吃了一盘松仁玉米，那你吃的其他食物里的脂肪都会加重肠道菌群的负担。在素菜里热量比较高，需要慎吃的就是松仁玉米、咸蛋黄焗南瓜、麻婆豆腐、红烧茄子，还有西红柿炒鸡蛋。

我们主食可以选择饺子。150克的猪肉馅饺子，脂肪含量才12克，总热量也只有332卡，而且它有肉有菜有主食，是膳食平衡的典范。有人担心吃主食血糖

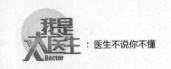

容易升高，这个也可以解决，比如米饭，单一的米饭糖分含量比较高，但如果做成"二米饭"，就是大米和小米一起蒸，糖分含量立马就降下来了。这是一个窍门，把高糖的食物和低糖的食物混在一起吃，这样就减少了高糖食物的摄入量。

如果不知道每个菜具体热量是多少，我们可以采取这样一种指导原则：在总量一定的范围内，饮食样多，单位量少。即吃的种类越多越好，每种吃得越少越好，每个种类最好不超过50克。

✚ 温｜馨｜提｜示

不吃早餐的代价

有时，不吃食物也能导致糖尿病，尤其是早餐，这叫作"拂晓现象"。以人体的生理时钟来说，一般晚上睡眠时血糖都会比较平稳，但从早上4点开始，血糖值就会自然上升。不吃早餐会导致胰岛素不正常分泌，这样一直上升到午餐前后，人体的血糖值就会达到很高的数值。

美国科罗拉多大学医学院的研究人员做过一项实验。他们招募了一些志愿者，让其每隔一天吃一次早餐，而午餐、晚餐的进食情况保持不变，同时对他们的胰岛素和血糖水平进行详细监测。结果发现：与吃过早餐的人相比，在没吃早餐的日子里，参试者的平均胰岛素和血糖水平都明显升高。胰岛素反应上升了28%，葡萄糖反应上升了12%，分别属于中度和轻度升高的水平。进一步分析发现，无论参试者的体重是否超标，上述情况都会出现。

这些志愿者胰岛素和血糖的同时升高，说明人体内出现胰岛素抵抗，代谢血糖的能力下降，需要分泌更多的胰岛素，才能将血糖控制在正常范围，而这种现象，正是糖尿病的早期报警信号之一。

这不仅仅是糖尿病患者需要注意的，正常人如果长期不吃早餐，也要小心糖尿病来找上门。

单一早餐不可取

一般不吃早餐的都是因为懒。早上不吃，懒得做。但午餐和晚餐肯定要把缺失的热量补回来，就容易进食过多，导致血糖反弹性升高，使血糖在一天内经历较大波动，进而影响整体的胰岛素调节功能。

所以，对于一些已经患有糖尿病或者有糖尿病隐患的朋友，保证吃早餐、保证吃对早餐都是很重要的。很多女孩子为了减肥，仅以水果当早餐，但这样便缺乏给大脑提供能量的糖原(主食等碳水化合物)，又缺乏能使人保持旺盛精力的蛋白质，长此以往就会引起多种营养素缺乏，是不可取的。健康的低糖早餐依然要保证碳水化合物、蛋白质、维生素俱全。

✚ 实|用|妙|方

四件"降糖利器"

所有糖尿病前期的人都可以依靠饮食来逆转高血糖，就看大家能不能把握住。这里为大家推荐四件"降糖利器"。

首先是菊粉。

研究表明，每天摄食菊粉能使结肠中的有益菌大大增多，同时减少病原菌和腐败菌，如沙门氏菌、李斯特菌、金黄色葡萄球菌等。现在很多酸奶里都添加了菊粉，它能使双歧杆菌增殖5~10倍，改善人体菌群分布。换句话说，菊粉是肠道有益菌的粮食，有了它，肠道有益菌的队伍就会变大变强，胰岛素的工作也就能正常运行了。

我们常吃的很多食物里都有菊粉，比如小麦、洋葱、韭菜、桔梗，但它们含量都极少。因此，一般都是将提取出的菊粉冲泡饮用，每天空腹喝10克菊粉，喝完血糖会有明显下降。即使你血糖不高，每天用一点菊粉泡水喝，还能美白皮肤。

其次是β-葡聚糖。

β-葡聚糖也是有益菌的粮食，而且它还有一个重要功能，就是激活人体的巨噬细胞。巨噬细胞是有害菌进入人体的第一道防线，激活了它，身体对付有害菌的作战能力就会加强。现在美、法等国食药监局强制规定："一般成人日均摄入食品中的这种物质绝对不能低于3克。"在国外，人们多从燕麦和大麦里摄取β-葡聚糖，可是含量最高的食物既不是燕麦也不是大麦，而是我国的特产：青稞。青稞里β-葡聚糖的含量高达10%左右，青稞的食用方法多样，做粥、制饼、蒸馒头皆可。

再次是茯苓。

茯苓里的一种物质是所有食物中含量最高的，就是膳食纤维。每100克茯苓

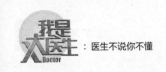

含膳食纤维80.9克。膳食纤维不仅能改善肠道功能，还能抑制肠道吸收糖分，从而达到降低血糖的作用。爱喝粥的人都担心粥的生糖指数高，放些茯苓进去煮一下，就可以有效降低生糖指数了。

最后是多酚类物质。

多酚类物质被称作"第七类营养素"，它可以被肠道菌群很好地吸收，使外周血抗氧化力显著升高，还对人体的糖代谢障碍具有调节作用，从而降低血糖水平。多酚类物质主要在绿茶、蔬菜、水果、豆类、红酒以及完整的谷类里。

在芝加哥举办的国际内分泌学会和美国内分泌学会的联席会议上，有一项研究显示，在糖尿病前期的成年患者中，有一种新药可以改变胃肠道中微生物种群及它们的环境，这种新药可以在4个星期的治疗后提高了葡萄糖耐量，又不用改变饮食。这种新药的主要成分正是菊粉、$\beta-$葡聚糖、膳食纤维和多酚类物质。因此，在少接触之前提到的那些高热量、高脂肪的食物之外，再搭配富含这4种物质的食物，我们的血糖就会得到很好的改善。

一口嚼30次

低糖饮食的关键不只是食物的种类，食用方法也有讲究。研究表明，早餐吃同样的东西，咀嚼的次数不同，人体血糖值也不同。现在很多人吃饭都会不自觉地加快速度，时间是节省了，健康却被忽略了，这是很危险的。当食物一口气进入体内的时候，胰岛素还来不及分泌，血糖值便会急剧上升，而慢慢进食则能够让胰岛素有充足的时间分泌，从而减缓血糖的上升速度。专家建议大家吃早餐时一口要嚼30下左右，这样血糖会大幅度下降，而且血糖的曲线也会变得平稳，没有了峰值。

先吃菜，后吃饭

在食物种类不变的情况下，进食的先后也对血糖有影响。专家建议每顿饭先吃菜，后吃饭，吃菜也以蔬菜为先，肉类为后。别一上来就夹肉吃，先吃几口菜，然后再吃肉，你的血糖就会变得"安分"很多。这是因为吃菜就等于在吃膳食纤维，例如豆豉，可以让之后吃下的糖分附着在膳食纤维上，糖分的吸收就会变得比较慢。

餐后洗澡

进食的过程很重要，进食之后的步骤也不能忽略。血糖偏高的人在餐后1个小时内最好消耗一定热量，但此时又不宜进行大剂量运动，因此最好的选择就是洗澡。晚餐后出去遛个弯，回来洗个澡，就可以带走身体的不少热量，而我们身体首先消耗的热量就是糖分。

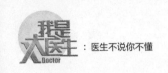

降血糖饮食宝典

糖尿病是因人体胰岛素缺乏或胰岛素不能有效发挥作用而导致的一种终身性疾病，它以血糖、尿糖升高为特点，常通过慢性并发症使人残疾、死亡，被称为"甜蜜的杀手"。目前，糖尿病已被发达国家列为继心血管疾病及肿瘤之后的第三大疾病，在全世界的发病率逐年增高。糖尿病很大程度上是由不良饮食习惯造成的，尤其是在老年群体中常会出现的盲目滋补。只有破除错误的滋补观念，合理地搭配饮食，才能有效预防糖尿病和缓解糖尿病症状，健康延年。

✚ 健│康│顾│问

▌吃出来的糖尿病

悦悦指着桌上的道具："这是成钢的嘴吗？"

王成钢白了悦悦一眼："我哪有那么大的嘴？我是樱桃小口好吗？"

悦悦拍了拍他："咱不要睁着眼睛说瞎话！"

栾杰："这大嘴一摆上来，肯定和吃有关。病从口入，中老年人当中最常见的糖尿病，绝大部分就是吃出来的。"

王成钢："而且，患了糖尿病之后也只能天天想着怎么吃才能不升高血糖。"

栾杰："其实，就在我们平时吃下去的那些食物当中，有一些是我们打死也想不到，但却是有可能诱发糖尿病的潜在杀手。"

悦悦："不会是肉啊、糖啊之类的吧？"

栾杰神秘地笑了笑："不是，这些大家都知道，就不需要特别强调了。我们要提醒大家注意的，其实是一种微量元素。"

悦悦有些疑惑："微量元素？比如钙、锌？"

栾杰："是的，补锌、补钙、补铁……这都是日常生活中我们经常听到的养生方式，大家现在都很注意微量元素的补充，这是好事。但物极必反，不是什么都补得越多越好，比如铁，就不能乱补，因为补铁过多有增加发生糖尿病的风险。"

➕ 病│理│常│识

▌补铁诱发的糖尿病

说到铁，我们首先想到的就是缺铁性贫血，这是世界卫生组织确认的四大营养缺乏症之一。由于女性每个月铁的流失是男性的2倍，所以她们会更加注意补铁。但研究表明：如果人体内铁蛋白水平过高，患2型糖尿病的危险可增加2~3倍。

以前，我国传统膳食以植物性食物为主，铁的利用率较低，所以人们多担心贫血问题。不过随着人们生活水平，特别是膳食水平的提高，一般人群出现贫血的概率已经大大降低了，部分人群更可能存在体内铁过量的情况。

新加坡国立大学研究发现：40~60岁的2型糖尿病患者血液铁蛋白含量明显高于正常人。最近一项来自中科院上海生科院营养科学研究所的研究同样显示：在排除年龄、地域、吸烟、饮酒、体力活动、膳食等混杂因素影响后，随着血液铁蛋白水平的升高，我国中老年人患2型糖尿病的危险性均明显增加。

根据病理分析：身体中过量的铁，会降低胰腺中的胰岛素合成与分泌水平，并且干扰肝脏、肌肉组织对胰岛素的摄取。很明显，胰岛素分泌少了，利用少了，糖尿病自然不请自来。因此，我们每天都要注意铁的摄入量。中国营养学会推荐成年男性供铁量为每天12毫克，女性为每天18毫克。但现代人吃肉比较多，肉里面的铁含量比较丰富，所以一般人都会超过这一健康摄入标准。

➕ 专│家│讲│堂

▌要小心，但别多疑

杨金奎 ⟨ 北京同仁医院内分泌科主任 ⟩

释疑

铁大多在动物内脏和动物血中，在购买这些含铁食物的时候，可以记住这样一个窍门：越红的食物铁含量就越多。生的状态下，红色越深，铁含量就越高。比如说，动物肝脏、脾脏、肾脏颜色红得发紫，铁的含量自然最高。牛腱子、羊腿肉的红色特别深，铁含量就比粉红色的猪肉高。鸡胸肉几乎是白色，所以它的

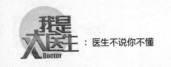
铁含量就相对低一些。

除了这些动物性食物，还有些隐性铁是我们很难察觉的，比如我们佐餐食用的芝麻酱，含铁量超高的鸭血每100克也仅含有30毫克铁，而每100克芝麻酱就含铁58毫克。

另外，很多人为了方便，在生活中都比较喜欢喝矿泉水。但矿泉水中也是含有铁的，一般1升矿泉水中大概含有2毫克的铁。如果一天到晚都在喝矿泉水的话，一天就会喝进去3~4毫克的铁。因此建议大家不要长期饮用矿泉水，白开水仍然是最好的选择。

对症

既然补铁过量容易诱发糖尿病，那是不是民间盛传的补铁食物都不能吃了呢？其实，这些补铁食物有很多都是名不副实的。

以红枣、红糖为例，以前人认为"以形补形"，红枣、红糖可以补血，但现代营养学分析发现：红枣和红糖的铁含量不高，并且人体吸收率低。红枣、红糖的含铁量均为2~3毫克/100克，比起动物性食材，含铁量低得多。并且，这些铁是非血红素铁，人体吸收率很低。

很多人认为菠菜含铁量也很高，其实，以100克计，我国菠菜平均含铁量是2.7毫克，这个数值在蔬菜家族中的确算高，但是和动物性食物相比还是小巫见大巫，而且菠菜中含有大量的草酸，草酸可以与多种矿物质结合从而影响铁吸收，因此菠菜中铁的吸收率只有1%。换句话说：5千克多的菠菜才抵得上50克猪肝。

另外，为了补铁，很多人选用铁锅炒菜。锅壁上的铁在铲子的刮蹭之下，有极少量碎屑掉下来，接触到食物中的酸性物质之后就会发生化学反应，变成铁离子，混到食物当中，增加食物中铁的含量。而且食物与铁锅接触的时间越长，面积越大，食物的酸度越高，进入食物中的铁就越多。因此，如果烹饪酸味食物，如西红柿、酸菜或往菜肴里添加食醋、柠檬汁等，摄入过量铁的概率也就大大增加了。不过，虽然用铁锅炒菜能够增加菜肴中的铁含量，但这些铁都是无机铁，而人体吸收时需要的是有机化合物形态的铁，又称为血红素铁，血红素铁在人体中的吸收率为30%~35%，而来自铁锅中的非血红素铁的吸收率并不高，估计只有3%以下，几乎可以忽略不计。

➕ 温│馨│提│示

"粥加包子"别多吃

很多人都会选择"粥加包子"作为早餐，认为白米粥米少水多，喝了血糖不会升高。但事实上，很多糖尿病患者都有过这样的经历：想喝点粥，但一喝血糖就升上去了。研究表明，如果用衡量食物对血糖波动影响大小的指标——血糖指数来做参照，若葡萄糖的血糖指数定为100，那白米粥的值就有90多，都快接近直接喝葡萄糖了！所以，粥明显不是低糖早餐。如果对粥偏爱，可以试试用米饭泡开水。虽然看起来和粥差不多，但因为米没有粥那么熟烂，要经过胃的研磨，自然减缓了糖的吸收过程，避免了血糖飙升。

其实，米饭、米粥都容易升高血糖，但选择不一样的用料也会为我们的血糖带来不一样的影响。在精白米中，糯米含糖量最高，普通粳米次之。没有精磨过的各种糙米，无论是普通糙米还是紫米、黑米，消化速度都明显比精白米要低。

除此之外，现在有很多人提倡喝杂粮粥，杂粮的确是好的，可以让肠胃多研磨消化，从而减缓糖分吸收。但选用什么杂粮也有宜忌，例如玉米，玉米本身是糖尿病患者的理想食品，因为它所含可溶性糖较低，而粗纤维含量却是大米的9倍，有利于糖尿病患者降低餐后血糖水平。但玉米品种较多，不是什么玉米都能放心吃的，如甜玉米，它的可溶性糖含量比大米还要高2%~15%，其中大部分是蔗糖、葡萄糖、果糖，食用后易使血糖上升。而糯玉米的支链淀粉含量较高，很容易被消化吸收，食用后血糖的上升速度比其他谷物快，因此不宜单独食用。黑玉米大多也是糯质的，食用时最好搭配豆面、燕麦等富含粗纤维的粗粮。还有一些人认为黏豆包和大黄米粽子也是杂粮，可以放心大吃，结果当然是同样悲剧。

真正的低糖杂粮是豆类当中的赤小豆、绿豆、各种芸豆、豇豆、干豌豆、干蚕豆、小扁豆、鹰嘴豆等，它们都含有50%以上的淀粉，可以部分替代主食。但是加的量需要注意，熬粥、焖饭等至少要加到一半以上，否则没有什么效果。

至于常和粥搭配食用的包子，也不是理想的低糖早餐。包子皮是由发面制成，发面进入胃里更容易消化，也更容易升高血糖。相对而言，饺子皮则是由死面做成，较难消化，血糖指数会变得平缓很多。同样的道理，烙饼也要比馒头更适宜糖尿病患者。

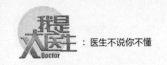

婴儿也会患糖尿病

糖尿病分为1型和2型，而1型糖尿病多发生在儿童和青少年群体当中。以往的观念都是认为1型糖尿病主要由遗传因素导致。但根据观察，同卵双生的双胞胎中，虽然两人基因一样，但其中一个若患了1型糖尿病，另一人患1型糖尿病的概率也只有13%~33%。如果真是基因的问题，应该是接近100%的。

最新研究发现，儿童1型糖尿病有很大可能与饮食，尤其是乳制品有关。有一个针对12个国家的观察报告，结果显示：在这12个国家中，0~14岁儿童的牛奶摄取量与1型糖尿病者几乎是完全一致的。牛奶摄取量越多，1型糖尿病也就越普遍。其中芬兰人食用大量的牛奶制品，而日本人食用量极少，芬兰1型糖尿病患病率是日本的36倍。

有很多家长会过早地用牛奶替代母乳来喂养婴儿，但是，有些婴儿是无法完全消化牛奶的。当牛奶进入婴儿的小肠后会被消化分解成氨基酸，但其中也有不少是无法分解的，无法分解的氨基酸碎块就被留在了肠道。这些碎块和负责产生胰岛素的胰脏细胞一模一样，免疫系统就将他们"一视同仁"地消灭了。于是，孩子的身体无法再产生胰岛素，久而久之就成了1型糖尿病患者。

因此，建议家长保证婴儿从出生开始吃母乳，1岁之内不接触奶粉和牛奶。这么做孩子以后患糖尿病及其他疾病，如过敏性疾病、婴幼儿白血病等的风险都会比奶粉喂养的婴儿要小。另外，还要提醒孕妇们，不要在孕期过度滋补，现在体重大于或等于4千克的巨大儿越来越多，其原因就是孕妇在孕期补得太过了，巨大儿进入儿童期后容易发胖，患糖尿病、高血压、高脂血症等疾病的概率也会大大增加。

✚ 实 | 用 | 妙 | 方

用好糖尿病"三大卫士"

糖尿病多为病从口入，但解决之道除了忌口，还要吃对东西。有"三大卫士"，能帮助很多糖尿病患者把血糖值维持在正常水平。

饭前吃豆豉

豆豉的食用历史十分悠久，汉代刘熙所著的《释名·释饮食》中就有："豉，嗜也，五味调和，须之而成，乃可甘嗜，故齐人谓豆嗜，声同豆豉也。"中国人很早就发现了豆豉的诸多养生功效，《本草纲目》中就颇为推崇豆豉的"开胃增食、消食化滞、发汗解表、除烦平喘、祛风散寒"等疗效。现在我们经常接触的维C银翘片，它的配方里也有豆豉。对女性而言，豆豉还是抗衰老的佳品，因为豆豉含有丰富的抗氧化剂——维生素E，能清除体内的自由基，减少皮肤皱文，达到养颜美容、保持青春的目的。

对糖尿病患者来说，豆豉中的有效成分能使小肠中的消化酶活力下降，从而使人体食入的淀粉和白糖由消化酶生产的单糖减少，而小肠只能吸收单糖，因此人体对糖分的吸收自然就减缓了，血糖值渐渐就下来了。另外，大豆中的膳食纤维会在肠内形成网状结构，增加肠液的黏度，使食物与消化液不能充分接触，阻碍葡萄糖的扩散，使葡萄糖吸收减慢，从而减慢葡萄糖的吸收。而相对于原料大豆，豆豉中的水溶性膳食纤维水平要更高，降糖效果自然也更好。

要注意的是，豆豉最好在饭前30分钟吃，每次吃0.3克即可。因为只有将豆豉的有效成分先送到小肠才能起到缓冲小肠吸收饭食糖分的作用。

有人觉得豆豉很咸，担心高盐食物对健康有负面影响。但豆豉的含盐量其实并不高，每天3顿，每吨0.3克，加起来还不到1克的豆豉里，最多含有4毫克左右的盐，这和每天盐的安全摄入量6克相比，是没问题的。

如果你还是担心豆豉的含盐量，可以在选购时注意：根据豆豉成品含水分的多少，可分为干豆豉和湿豆豉（或称水豆豉）。湿豆豉在发酵时一般加较多的水或调味液及盐，进行加盐发酵，含盐量会相对高一点，所以我们可以尽量选用干豆豉。

饭后喝番石榴汁

有人做过实验，喝下25克/千克的番石榴果汁，会使正常人的血糖值下降19%，使糖尿病患者血糖值下降25%。这是因为它里面含有的番石榴多酚，能抑制分解糖的酶活化，缓解糖的吸收，使得只有必要的少量的葡萄糖被缓慢吸收。通过这一作用，可以避免人体吸收过多的糖分，从而抑制血糖上升。

而且，番石榴比起苹果所含脂肪少38%，能量少42%，却富含维生素C。所以它还是减肥水果，几乎是市场上能见到的最好的减肥水果。同时，它还能预防高血压。国外主要用它来对糖尿病患者进行辅助治疗作用。血糖正常的人若是哪次

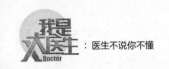

吃多了，担心血糖猛增，也可以喝点番石榴果汁稳定一下血糖值。

由于番石榴中含有鞣酸，会造成胃液的稀释，所以最好不要空腹食用。建议每日三餐后各服1杯番石榴汁——这是针对轻度糖尿病患者以及希望起到预防糖尿病作用的正常人。若是糖尿病情况比较严重，可以考虑用番石榴干果泡茶饮用，这样会进一步降低糖分的摄入。

在挑选番石榴时，一定要挑颜色亮一些的，体表绿色不能太深也不宜发白，手感要硬脆。成熟的番石榴颜色为黄中泛白，但市场上多是青色为主，因为它放置几天就可变熟。但是番石榴从成熟至完熟也只有短短的数天，所以番石榴一旦变软变黄，就必须及时食用。另外，番石榴外皮凹凸不平，清洗时最好用流动的水冲洗并用软毛刷轻轻洗刷，才能彻底洗净。

零食选用大杏仁

作为微量元素，镁的含量在人体中仅次于钙、钠、钾，居第四位，是人体正常活动及新陈代谢过程必不可少的元素，而且它在血糖转化过程中也扮演着重要的角色。镁能够修复和保护胰岛细胞的生理功能，提高胰岛素的质量，减少胰岛素抵抗。大量的实验研究和临床观察结果显示：糖尿病和低血镁有很大联系。1型及2型糖尿病患者的血浆镁浓度比非糖尿病患者要低0.06~0.21毫摩尔/升。而且美国、加拿大的一些调查还证实：在镁含量低的地区，糖尿病患者的死亡率更高。

因此，糖尿病患者要注意镁的补充。我们平时吃的一些鱼、肉、奶和水果中镁含量较低，含镁比较多的是整粒的种子、未经碾磨的谷物、青叶蔬菜、豆类和坚果，尤其是产自美国加州的大杏仁。500克大杏仁约等于3千克牛肉的营养。大杏仁果仁内含植物油55%~61%，蛋白质28%，淀粉、糖10%~11%，并含有少量胡萝卜素、维生素B_1、维生素B_2和消化酶、杏仁素酶、钙、镁、钠、钾。

一项中国台北医科大学所做的研究证实：若在健康饮食的基础上增加大杏仁的摄入，将有利于改善肥胖，稳定血糖和血脂水平。此次研究的受试对象为20名轻度血脂异常的2型糖尿病患者。在受试患者的饮食方案中添加一定量大杏仁，用以替代每日20%的总热量摄入，结果使患者空腹胰岛素、空腹血糖和稳态模式评价的胰岛素抵抗指数等均有不同程度下降。

　　食用大杏仁有一个好帮手，就是牛奶，牛奶里的钙质可以帮助人体进行矿物质的吸收。前面提到牛奶与1型糖尿病的联系，但那是针对哺乳期的婴儿，建议成年人还是要保证每日牛奶的摄入量。大家早上可以先摄入一点碳水化合物，然后喝点牛奶，再吃点大杏仁之类的坚果。

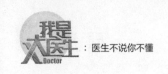

揭秘降压的"黄金食谱"

高血压是老年群体中最为常见的一种慢性病，也是对人类健康威胁最大的慢性疾病之一。人体正常情况下收缩压不超过120毫米汞柱，舒张压低于80毫米汞柱。如果血压超过140/90毫米汞柱，就称为高血压。血压升高会使冠心病、心力衰竭及肾脏疾患等的发病风险增高。由于部分高血压患者并无明显的临床症状，所以高血压又被称为人类健康的"无形杀手"，因此提高对高血压病的认识，学习最健康的降压食谱，对早期预防、及时治疗均有极重要的意义。

✚ 健│康│顾│问

▌ 一份神秘的食谱

王成钢："今天我们不卖关子，一上来就给大家来点'实惠'的。"

悦悦一脸怀疑地看着他："你平时这么小气，不是你的风格啊！"

王成钢叹了口气："我改过自新还不行么？今天为大家推荐的是可以有效降低血压的'黄金食谱'，它适用于不同程度的高血压，几乎对所有高血压患者都有效果。尤其针对轻度高血压患者，也就是血压在150/95毫米汞柱的患者，采用这个食谱可以降低血压5~10毫米汞柱。"

悦悦满脸不信的样子："一份食谱就可以让血压降低5~10毫米汞柱？你又忽悠我了！"

栾杰："他还真没有。这份食谱的确可以让轻度高血压患者的血压平均降低5~10毫米汞柱，虽然我们每个人都像复读机一样把这个降低血压的数值说了3遍，可能很多人还是不敢相信。因为对于高血压患者，就算服用降血压药也就最多能降低血压5~10毫米汞柱。所以，这个的确是黄金级别的降血压食谱。"

悦悦："在揭开黄金级别的降压食谱之前，我想先问下大家，你们知道为什么会患高血压吗？"

王成钢："首先是吃盐过多。据北京卫生部门调查，北京每人每天的食盐量是13.4克，一年就是4891克，将近5千克。"

李建平："是的，北京人的盐摄入量严重超标，所以就造成高血压。高血压就如同在血管里装了个定时炸弹，血压升高会使冠心病、心力衰竭及肾脏疾患等的发病风险增高。 由于部分高血压患者并无明显的临床症状，所以高血压又被称为人类健康的'无形杀手'，因此提高对高血压病的认识，对早期预防、及时治疗有极其重要的意义。"

✛ 病│理│常│识

高盐是怎么导致高血压的

医学上对盐与高血压的关系已研究了多年，数据显示：高盐摄入可引起血压升高，低盐饮食则会使血压降低。住在山区的居民，以及蜗居于岛屿、不太开化地区的"土著人"，其摄盐量很低，他们几乎没有患高血压。例如北极的爱斯基摩人，他们摄盐量较低，其血压也低，多在140／90毫米汞柱以下。

相对而言，口味重地区的人往往高血压发病率也高。我国北方人口味重，平均每人每天摄盐15克，南方人口味偏淡，但每人每天摄盐量也达7～8克，均超过世界卫生组织建议的每天3～5克的盐摄入量。近年来我国高血压发病率居高不下，与此不无关系。

高盐导致血压升高，主要与以下因素有关：

1. 高盐(高钠)摄入引起水钠潴留，导致血容量增加，同时细胞内外钠离子水平的增加导致细胞水肿，血管平滑肌细胞肿胀，血管腔狭窄，外周血管阻力增大，引起血压升高。

2. 高盐摄入能使血管对儿茶酚胺类缩血管因子的敏感性增强，同时交感神经末梢释放去甲肾上腺素增加，另外，还能增加血管壁上的血管紧张素受体密度，导致血管过度收缩，外周血管阻力增加，血压升高。

3. 高盐摄入引起的钠潴留能使细胞内钠增加，抑制钠-钾-ATP酶活性，使细胞外钙流入细胞内增加，同时细胞内钠的增加使细胞内外钠离子梯度消失，钠-钙交换受抑制使细胞钙排出减少，导致血管平滑肌细胞内钙离子浓度升高，引起血管平滑肌收缩，外周血管阻力增加，血压上升。

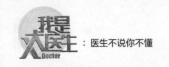
✚ 专|家|讲|堂

DASH膳食对抗高血压

陈伟 北京协和医院肠内肠外营养科副主任医师

释疑

有一种神奇的物质，它可以帮助我们把吃进去的盐"排出去"，那就是钾。人体是一个小型化工厂，各种原料在这个化工厂里进行相对平衡的化学反应。在我们身体的细胞内液里含有钾，细胞外液含有钠，两种互相平衡，维持体内细胞的正常运转，调节血压。但是，当体内的钠增多了，在血管有一条离子通道，当钠离子想要进入这条通道时，很活泼的钾离子就会出现，把钠离子给挤走，让它走肾，不走心，通过尿液排出体外。水跟着钠走，所以钾排钠就等于把水排走了，所以血压就降下来了。

钾有很高的降压效果。2013年4月5日的《英国医学期刊》上载文说，在一个包含127038例受试者的试验中，钾摄入增加使成人的收缩压降低3.49（95%CI 1.82~5.15）毫米汞柱，舒张压降低1.96（95%CI 0.86~3.06）毫米汞柱。并且，高钾摄入达（6~10克钾）90~120 毫摩尔/天时，患者收缩压下降7.16（1.91~12.41）毫米汞柱，不伴有任何剂量反应。我们普通人要排盐降压，每天最好摄入3.5克的钾，而高血压患者就得摄入4.7克的钾。

但对于肾功能不全的患者，就得注意，不能摄入过多的钾。高钾对肌肉的毒性作用可引起四肢瘫痪和呼吸停止。所有高钾血症均有不同程度的氮质血症和代谢性酸中毒，后者可加重高钾血症。

对症

对于高盐低钾引起的高血压，建议大家采用DASH膳食。DASH膳食是由1997年美国的一项大型高血压防治计划（Dietary Approaches to Stop Hypertension；DASH）发展出来的膳食计划。在这项计划中我们发现，饮食中如果能摄食足够的蔬菜、水果、低脂(或脱脂)奶，以维持足够的钾、镁、钙等离子的摄取，并尽量减少饮食中油脂量(特别是富含饱和脂肪酸的动物性油脂)，就可以有效地降低血压，因此，现在常以DASH膳食来作为预防及控制高血压的饮食模式。

DASH饮食包括以下几个原则。

1. 足量的蔬菜、水果和低脂奶制品。

2. 减少饱和脂肪、胆固醇和反式脂肪酸含量较多食物的摄入。

3. 适量的全谷物、鱼、禽肉和干果类。

4. 控制钠、甜点、含糖饮料和红肉的摄入。

减钠是DASH饮食方式的关键。在标准DASH饮食中，每日可摄入2300毫克的钠，还有低钠版，每日可摄入1500毫克钠，供不同的健康需求来选择。

具体来说，以每日摄入热量2000千卡为标准，消费者可以根据自己每日所需的热量，按比例调整食物摄入量。

全谷物

全谷物相比精制谷物有更多的膳食纤维和营养，比如B族维生素。可以选择糙米、全麦面包来代替日常食用的白米饭和白面包。五谷饭、杂粮面或麦片粥都是不错的选择。谷类食物中脂肪含量很低，因此在烹饪过程中不需要再添加额外的油脂（如奶油意面、花生酱抹面包，炒饭也需少放油）。

蔬菜

蔬菜富含膳食纤维、维生素以及微量元素（如钾）。种类丰富的蔬菜和糙米饭搭配就是最健康的降压主餐。除了绿叶类蔬菜，我们还可选择不同口感的蔬菜，如黄瓜、萝卜，笋等。另外，可将菜入饭，做成菜饭；或是在蔬菜炒肉中，将肉量减半，而把菜量加倍。这样每天的蔬菜摄入量就提高了。

水果

和蔬菜一样，水果富含膳食纤维、钾和镁，而且脂肪含量也很低。当然，牛油果和椰子是例外。每次用餐后可以加个水果。如果选择果汁，不要额外添加糖。

奶制品

奶制品是钙、维生素D和蛋白质的主要来源，但是要注意选择低脂的奶制品。很多亚洲人会受到乳糖不耐受的困扰，这时可用酸奶来代替。低脂的酸奶既可以满足人们对甜食的需求，同时还能提供奶制品的营养。酸奶可以搭配水果一起吃，既美味又健康，但不要选择糖渍水果。

瘦肉、家禽和鱼类

肉类含有丰富的蛋白质、B族维生素以及铁和锌，但由于瘦肉中也含有脂肪

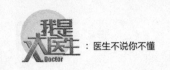

和胆固醇，因此别让它们成为饮食的主角。尽量多选择一些有益于心脏健康的鱼类，如三文鱼、鲱鱼或金枪鱼，这些鱼类富含ω-3不饱和脂肪酸，有助于降低总胆固醇水平。

坚果、种子和豆类

坚果、种子和豆类是很好的钾、镁和蛋白质的来源。可以在日常菜肴中加入坚果，在沙拉和粥中加入适量坚果也是不错的选择。不过坚果热量很高，所以要适量食用。豆制品含有人体所需的氨基酸，是肉类的良好替代品。

油脂类

油脂能帮助身体吸收某些维生素，并且是免疫系统所必需的。但是，过多的脂肪摄入会增加心脑血管疾病、糖尿病和肥胖的风险。饱和脂肪和反式脂肪酸是增加胆固醇水平和心脑血管疾病的重要"帮凶"，请限制猪油、黄油、奶油等的摄入量。

甜点

在DASH膳食中，不需要彻底和甜点决裂，每周不超过5份即可。人工甜味剂，如阿斯巴甜，可以在满足甜味需求的同时避免额外的热量摄入。因此，可以用零度可乐来代替普通可乐，但别用它来代替牛奶或白开水。尽可能减少额外添加的精制糖摄入，它们仅仅提供热量，而不会带来任何额外的营养素。

酒精

过量饮酒将会导致血压升高。DASH膳食建议男性控制每日饮酒量不超过2杯，而女性则是每日1杯以下。

总体来说，每天保证足够分量的蔬菜水果摄入，最好是生吃，如果煮着吃，最好连汤喝掉，因为把咱吃进去的盐排出去的钾会留在汤里，另外，如果不愿意吃那么多蔬菜，可以吃口蘑，小麦胚芽粉、椰子汁都很好。例如肾功能不全的患者又有高血压，那么建议每天食用100克口蘑，因为100克口蘑含钾6.32克，其中会有30%的钾在烹饪的过程中流失掉，剩下的量就非常适合了。当然，如果不想吃100克那么多，也可以少放点口蘑，但是把汤喝完，因为流失的钾都在汤里。

✚ 温│馨│提│示

▌用好钾的三个好帮手

钾的"黄金搭档"

钾还有一个"黄金搭档"，有了它，排盐降压的效果会明显加倍，这就是膳食纤维。

膳食纤维是碳水化合物的一种（多糖体），也是体内消化酶很难分解的一种成分，也正因为它无法在体内消化、吸收，所以之前被视为"食物的残渣"。现在，已经证明膳食纤维对人体十分有益，被视为"第七大营养素"。膳食纤维分为水溶性和非水溶性两种，能够辅助降压的是膳食纤维当中的水溶性膳食纤维。水溶性膳食纤维比芹菜等食物中含有的非水溶性膳食纤维在降压方面更有优势，它可以进入血液里发生作用。首先，它具有吸附肠内多余的钠，将其随排泄物一起排出体外的作用，能有效促使血压下降。水溶性膳食纤维还能降低血液中的胆固醇含量，胆固醇是肝脏制造胆汁酸的原料，而水溶性膳食纤维能把胆汁酸吸走，肝脏为了弥补不足，就会利用体内的胆固醇再次制造胆汁酸，血液中的胆固醇便因此减少。所以，水溶性膳食纤维能有效地预防动脉硬化。而且，膳食纤维在肠道里就是肠道有益菌的口粮，会促使有益菌把钠、胆酸、糖分、胆固醇、甘油三酯等有害物质统统带走。

在富含水溶性膳食纤维的食物里，100克羊栖菜含40~60克膳食纤维。相对而言更常见的则是魔芋，100克魔芋膳食纤维含量接近75克。生活中经常食用的香菇，膳食纤维含量也很高，100克香菇含膳食纤维32克。

研究表明：高血压患者每天摄入30克左右膳食纤维就会有降压效果，所以说，魔芋、香菇、羊栖菜等都是最合适的。50克魔芋，100克羊栖菜，100克香菇的量就足够高血压患者一天所需。我们可以根据自己的口味选择做成魔芋炖排骨、口蘑炖鸡块，等等。

缺钙，缺的不只是钙

引起高血压的原因有很多，但近年来有科研人员发现，人体缺钙也会引发高血压。据美国医学杂志报道：每日摄钙量少于0.5克的孕妇，与摄钙量大于1克的孕妇相比，前者高血压的发病率比后者高了10~20倍，这是一个相当悬殊的对

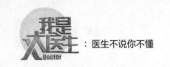

比。而对一般人群的调查结果显示：每日摄钙量小于300毫克者，高血压的发病率是每日摄钙量大于1200毫克者的2～3倍，也相当可观。我国流行病学研究也证实：人群平均每日钙摄入量与血压水平呈显著的负相关。也就是说：每日钙摄入量多者血压低，少则反之。人群日均摄钙量每增加100毫克，平均收缩压水平可下降2.5毫米汞柱，舒张压水平可下降1.3毫米汞柱。因此，降血压不能忘了及时补钙，高血压患者要坚持每天补充1000毫克的钙。

牛奶、酸奶、奶酪、荠菜、菠菜、西蓝花、虾皮等都富含钙质。牛奶里面含有帮助钙吸收的维生素D，喝完牛奶去晒20~30分钟的太阳，就能够保证钙质的充分吸收。虾皮也是含钙大户，100克虾皮含钙991毫克，但它们都没有奶酪的补钙效果好。奶酪的含钙量是799毫克，是牛奶的6倍，是酸奶的5倍，虽略低于虾皮，但其吸收效果要比虾皮好。虾皮的钙吸收率是30%，奶酪的钙吸收率则是40%。

大部分中国人都没有吃奶酪的习惯，而且有些人吃了奶酪会感到不舒服，这主要是因为奶酪营养太高，吃一块奶酪相当于吃比它再大一点的一块肥肉，另外一个原因是无法消化乳糖，如果不能喝牛奶的人，一般也不能吃新鲜奶酪。

那奶酪究竟要怎么挑、怎么吃呢？

挑其实很简单，只要选择脱脂高钙的即可。吃的话，建议大家选择奶酪配红酒。法国的最新研究发现：适量饮用葡萄酒能降低因血压升高而引起的死亡率，温和饮用红酒对血压稳定是有好处的。所以，每天一小杯红酒，再配上一小口奶酪，对高血压患者特别好。

钙的"监察官"

在我们的血管里，每时每刻都会发生很微观的变化。比如钙，钙虽然是体内不可缺少的矿物质，缺钙血压会升高，但是钙又特别"顽皮"，它会流入细胞，一旦钙被血管细胞吸收，血管肌肉就会收缩，促使血压升高。这时候，钙就需要一个"监察官"，当钙太活泼的时候，这个监察官就会拦住它，不让它跑到血管细胞里，这个尽职尽责的"监察官"就是镁。

镁是哺乳动物和人类所必需的微量元素，它是细胞内重要的阳离子，参与蛋白质的合成和肌肉的收缩作用。镁可以防止钙流入细胞，抑制血压上升，预防心脏病。另外，多摄入镁，还能够有效预防阿尔兹海默症。镁在人体运动功能活动中扮演着十分重要的角色。人之所以活着，全靠体内一系列复杂的生物化学反应来维持，而催化这些生化反应则需要上千种促酶（生物催化剂）。研究发现：镁可激活325个酶系统，把镁称为生命活动的"激活剂"是毫不夸张的。人到中年以后渐渐出现如冠心病、高血压、高脂血症、心肌梗死、糖尿病等疾病，多与体内镁含量降低有关。

缺镁时，人会表现出情绪不稳定、容易激动、手脚抽搐等症状，特别是有的人在晚上睡眠的时候会发生腿部抽筋，大家通常以为这是缺钙引起的，其实，缺镁也会有这种情况发生。

中国营养学会建议：成年男性每天需镁约350毫克，成年女性每日需镁约为300毫克，孕妇以及哺乳期女性每日需镁约为450毫克。食物中含镁较高的是坚果，其中冠军是榛子，100克含镁502毫克。西瓜子含镁448毫克，葵瓜子含镁267毫克，花生含镁171毫克。我们每天需要的镁摄入量大概相当于100克榛子，或者100克西瓜子。若是葵瓜子，就得吃200克。

钙和镁最理想的摄取比例是2：1，2份钙，1份镁。这里给大家推荐一个特别简单的补钙补镁的方法，就是在高钙酸奶上面撒点果仁，比如瓜子仁、杏仁，等等，这样的酸奶既营养又美味。

✚ 实｜用｜妙｜方

▌选对油很关键

大家普遍有一个误区：我血压高了，就绝对不能多吃肉，更不能多吃油。但油脂真的是"三高"的头号大敌吗？有研究表明：那些纯吃素的僧人，其血管并没有比吃五谷杂粮、吃脂肪的普通人要好。关键是要选对烹饪食物的油。

这里为高血压患者推荐的是初榨的山茶油。经中国疾病预防控制中心营养与食品安全所检测：野山茶油的食疗功效要优于以健康著称的橄榄油。野山茶油的单不饱和脂肪酸含量最高达85%，为所有食用油之冠。其中ω-3与ω-6之比正好符合4：1的"黄金比例"。因此，野山茶油对于高血压、糖尿病等心脑血管慢性病有很好的食疗功效，并且无副作用。在北京召开的香山科学会上，许多专家学者普遍认为：推广山茶油，对于改善中国人的饮食结构，提高全民健康水平，具有十分重要的作用。

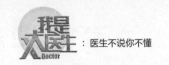

需要注意的是：山茶油的烟点是200℃，我们必须在出油烟前进行烹调，即国际上非常流行的低温烹调法。

高血压黄金食谱

最后为大家献上的是广受好评的高血压黄金食谱，陈伟医生的患者按照这个食谱吃了30天，血压降下来5~10毫米汞柱。另外，这个食谱最适合轻度高血压患者，就是血压为150/95毫米汞柱的高血压患者。

早餐	牛奶250毫升，煮鸡蛋50克 小米面发糕50克 拌桃仁海带丝（海带100克） 大杏仁30克
午餐	五彩米饭100克 素炒绿豆芽（绿豆芽150克） 素烧芥蓝（芥蓝250克） 香菇鸡块（香菇25克，鸡肉100克） 荠菜丝瓜牡蛎汤（荠菜100克，丝瓜100克，牡蛎10克） 水果250克
晚餐	花卷100克 红烧黄花鱼（黄花鱼75克） 烩黄花菜菠菜（菠菜250克，黄花菜15克） 凉拌紫甘蓝（紫甘蓝250克） 紫菜蘑菇汤（紫菜20克，蘑菇50克，虾皮3克） 水果250克

需要提醒大家的是：以上一日三餐的食谱要在高血压患者不停药的基础上辅助使用。若是有潜在高血压风险，也可以尝试。

"神秘搭档"解救高脂血症

关于高脂血症的诊断标准，目前国际和国内尚无统一的方法。既往认为血浆总胆固醇浓度大于5.17毫摩尔/升（200毫克/分升）可定为高胆固醇血症，血浆甘油三酯浓度大于2.3毫摩尔/升（200毫克/分升）为高甘油三酯血症。各地由于所测人群不同以及所采用的测试方法的差异等因素，所制定的高脂血症诊断标准不一。但为了防治动脉粥样硬化和冠心病，合适的血浆胆固醇水平应该根据患者未来发生心脑血管疾病的风险来决定，发生风险越高，合适的血浆胆固醇水平应该越低。

✚ 健｜康｜顾｜问

▌高脂血症并不"低调"

悦悦："我们常说'三高'，但好像只有高血压和高血糖被经常提起，高脂血症却比较低调。"

王成钢拍拍悦悦的肩膀："悦悦，看来我不仅要担心你的智商，还要担心你的健康。"

悦悦斜着眼睛看他："你再说一遍！"

王成钢语重心长道："我是真的担心你啊！我国成年人血脂异常的人数有1.8亿之多，相当于每6个成人里面就有一个人有血脂异常，而且，在35岁以上的人群中，有2500万人同时患有高血压和高脂血症。"

悦悦庆幸地拍拍胸口："幸好我还没到35岁。"

王成钢："你可别急着高兴，根据第三次全国死因调查结果表明，心脑血管病占死亡总数的22.45%，每年有250万至300万人死于心血管病。平均每10秒就有1人死于心脑血管病。"

悦悦白了他一眼："你除了咒我，人生就没有其他追求了吗？"

李建平："悦悦，面对高脂血症，我们的确不能掉以轻心。高脂血症其实一点都不低调，因为很多原因都能导致我们的血脂异常。比如长期服用类固醇等特殊药物的人群，就很容易出现血脂代谢紊乱。或者生活习惯不好，如久坐、酗

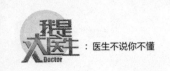
酒、吸烟、长期精神紧张或焦虑等，都能引起血脂升高，久而久之便会引发高脂血症。"

栾杰："是的，而且现在大家生活条件好了，大鱼大肉长期占据餐桌，绿色蔬果却少见踪影，这些都极大地增加了我们罹患高脂血症的风险。"

✚ 病｜理｜常｜识

什么是高脂血症

脂肪代谢或运转异常使血浆中一种或多种脂质高于正常的情况，我们称之为高脂血症。高脂血症是一种全身性疾病，其血中胆固醇(TC)和甘油三酯(TG)过高或高密度脂蛋白胆固醇(HDL-C)过低，现代医学多称之为血脂异常。由于脂质不溶或微溶于水，必须与蛋白质结合以脂蛋白形式存在，因此，高脂血症通常为高脂蛋白血症。目前公认的高脂血症包括高胆固醇血症(Hypercholesterolemia)、高甘油三酯血症(Hypertri克lyceridemia)及复合性高脂血症。

关于高脂血症的诊断标准，目前国际和国内尚无统一方法。以前多认为血浆总胆固醇浓度大于5.17毫摩尔/升（200毫克/分升）可定为高胆固醇血症，血浆甘油三酯浓度大于2.3毫摩尔/升（200毫克/分升）为高甘油三酯血症。但各地由于所测人群不同以及所采用的测试方法有所差异，其制定的高脂血症诊断标准也不一样。但为了防治动脉粥样硬化和冠心病，最合适的血浆胆固醇水平应该根据患者未来发生心脑血管疾病的风险来决定。发生风险越高，合适的血浆胆固醇水平应该越低。

✚ 专｜家｜讲｜堂

神秘降脂食谱

窦攀 北京大学第一医院营养科营养医师

释疑

在常规的高脂血症治疗中，一般是使用他汀类的药物。这类药物是被世界公认的，迄今为止研究最深入、机理最明确、功效最肯定的治疗心脑血管病的经典药物，广泛应用于高脂血症的治疗。但其实只要我们在日常生活中吃对了食物，同样能起到惊人的降脂效果。

美国宾夕法尼亚大学的心脏病专家曾做过一个实验，他们找来150名高脂血症患者，分成2组，其中一组患者每天接受40毫克他汀类药物，并给予了详细的生活方式建议，另一组患者每天则服用一种神秘食物，加上一些辅助的生活方式建议。实验结果显示：在血脂异常最重要的3个指标——低密度胆固醇、甘油三酯、体重上，服用他汀类药物的这组患者经过3个月以后，低密度胆固醇水平下降了39.6%，而服用神秘食物的这组患者则下降了42.4%。至于甘油三酯水平，服用他汀类药物的这组患者没有下降，而服用神秘食物的这组患者下降了29%。体重上，服用他汀类药物的这组患者下降了不到500克，服用神秘食物的这组患者则下降了4.7千克。

也就是说：这种神秘食物的整体降脂疗效比经典药物还要好。

对症

其实，这种神秘食物不是单一的食材，而是一套完整的食谱。

红曲米

这套食谱的主角是红曲米。红曲米是中国独特的传统食品，它又称红曲、红米，主要以籼稻、粳稻、糯米等为原料，用红曲霉菌发酵而成，呈棕红色或紫红色，也就是这种红曲霉菌在帮助我们降低血脂。20世纪70年代，日本远藤章教授从红曲霉菌的次生级代谢产物中发现了能够降低人体血清胆固醇的物质洛伐他汀，引起医学界对红曲米的关注。1985年，美国科学家Goldstein和Brown进一步找出了洛伐他汀抑制胆固醇合成的作用机制，并因此获得诺贝尔奖，红曲米也由此名声大噪。

红曲米是现在已知的唯一一种含有天然他汀的食物，长期食用红曲米能够实现"三降一升"：降低胆固醇、甘油三酯、低密度脂蛋白，升高高密度脂蛋白。除此之外，它还能清除血管垃圾，保护血管内皮，预防各类心脑血管疾病，如脑卒中、冠心病、高血压、心肌梗死等。我们平时可以食用一些红曲米，帮助我们的血脂保持在一个正常的水平。

红曲米有天然染料的功能，做排骨时大家一般喜欢炒糖上色，其实我们可以用一点红曲米来代替，烧排骨的时候加入一点红曲米，既达到上色的效果，也让

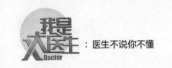

排骨没有那么油腻。由于红曲米烹饪后放置过久容易发硬，所以煮粥是最好的选择。可以在晚上睡觉前取红曲米30克，大米100克，用清水洗净，放进电饭锅，加入一些清水，经过一夜的浸泡，第二天早上一锅红红的米粥就出锅了。

不过，因为红曲米平时不常用，所以选购的时候需要注意。首先是闻：红曲米有特殊曲香味，略有淡淡的酸味；其次是看：红曲米颜色为暗红或者紫红色，掰开截面颜色接近或者略淡，带点白色，如果中心白色很多就是没有长透，发酵时间越长颜色越深；再次是搓：如果颜色过浅，有些鲜红，可用手或者纸巾搓揉几下，看是否有颜色沾染，如果有，则有可能是染色产品，谨慎购买。

鱼油

在上组试验中，服用他汀类药物的患者每天服用40毫克他汀，而服用红曲米的人群仅相当于每日服用10~15毫克洛伐他汀，剂量相对很小，但红曲米产生的作用却远远超过该剂量的药物效果，这是因为它还有很重要的一个搭档——鱼油。

实验里甘油三酯水平下降了近30%，主要是鱼油的功劳。鱼油中富含EPA和DHA，它们能够帮助降低胆固醇和甘油三酯的含量，促进体内饱和脂肪酸代谢，降低血液黏稠度，增进血液循环，提高组织供氧从而消除疲劳。进一步说，它们还能防止脂肪在血管壁上沉积，预防动脉粥样硬化的形成和发展，预防脑血栓、脑溢血、高血压等心脑血管疾病。

鱼油主要存在于海鱼当中，海鱼中的青背鱼类是人们日常食物中含有EPA（和DHA）最丰富的。像沙丁鱼、鲔鱼、秋刀鱼、凤尾鱼，都属于青背鱼类。有最新研究表明，青背鱼类不仅富含EPA和DHA，它们还能帮助预防结肠癌。因此建议大家多吃青背鱼类制成的鱼油。

不过，不好的鱼油里面可能会添加一些色拉油冒充，反而会增高血脂，因此鱼油的挑选同样要谨慎。首先要看外观，较好的鱼油外观呈淡黄色，色泽清纯、明亮，胶囊颗粒均匀，不含杂质，有些能明显看见杂质的最好慎重选择。另外，还可以看一眼包装上标明的含量。一般天然鱼油产品，每1000毫克含DHA120毫克，EPA180毫克。国际脂肪酸和脂类研究学会（ISSFAL）对成年人每天DHA和EPA的建议摄入总量为每天500毫克。最后要闻，好的鱼油会有淡淡的海鱼腥味，但不会刺鼻，无腥臭味。

有人会担心无鳞鱼的胆固醇高，比如带鱼、秋刀鱼等。其实，这是一个错误的"常识"，鱼类胆固醇含量排行如下：每100克鱿鱼含胆固醇430毫克，河鳗为

177毫克，泥鳅为136毫克，黄鳝为126毫克，鳕鱼为114毫克，带鱼为76毫克，草鱼为86毫克，黄鱼为86毫克，鲳鱼为77毫克，鲈鱼为86毫克，鲤鱼为84毫克，秋刀鱼为66毫克。带鱼和秋刀鱼的胆固醇含量并不高，千万不要因为怕吃进胆固醇而不吃无鳞鱼，错过降血脂的良药。

不过，吃鱼是有学问的，想摄取更多的EPA和DHA，我们在吃鱼时要遵从以下4个原则。

1. 每天食用。保证每一天都要有一餐是用鱼来作为主菜，这样可以固定摄取鱼的营养。

2. 新鲜。EPA、DHA非常容易氧化，因此鱼买回来要尽快进行烹饪，保证食用的新鲜。

3. 挑剔。血脂高的人，鱼肚、鱼子、内脏这些高胆固醇的部分尽量不要食用，鱼头是鱼身上含有EPA与DHA最丰富的部分，千万不要扔掉。

4. 少油。做鱼的时候一定要少油，不要因为吃鱼反而增高了油脂的摄入。

香菇

要想降低血液中的甘油三酯，除了红曲米配鱼油，还可以加入适量的香菇。在降脂药中降低甘油三酯的一类就是烟酸类药物。香菇富含铁、钾等多种维生素，其烟酸含量在菌类中也是比较高的。每100克香菇含有烟酸24.4毫克。香菇不仅能降低甘油三酯，它还会降低人体内总胆固醇含量。日本一项实验结果显示，1周内坚持每天吃90克香菇，总胆固醇值会下降约10%。

由于香菇多为干品，食用前要用水泡发，不少人为了把香菇充分泡开，会把它放在水中长时间浸泡，但这种做法并不科学。因为香菇中富含麦角甾醇，这种物质在接受阳光照射后会转变为维生素D，如果用水过度浸泡或清洗香菇，就会损失其中的维生素D。另外，过分浸泡还会使香菇的香味大大降低，对口感也有所损害。大部分人都是用凉水泡香菇的，这种做法也不可取。因为香菇中含有一定量的核酸分解酶，用温度超过70℃的热水浸泡时，这种分解酶就会催发自身的核糖核酸，进而分解出含有香味的物质，使香菇更加鲜美、更有营养。如果用凉水泡，则无法有效催发这种物质，泡发出的香菇不好吃，营养也大打折扣。所以，建议大家用70℃的热水浸泡2个小时左右就可以，泡完以后可以加到红曲米粥里一起食用。

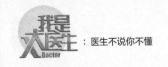
➕ 温│馨│提│示

小心隐形脂肪

在上组实验中，无论是服用他汀类药物还是食用红曲米、鱼油加香菇的黄金食谱，都少不了一个很重要的辅助条件，就是生活方式的干预。

虽然有很多高脂血症的人会尽量少吃肉，甚至不吃肉，但这不代表你的饮食中就没有油脂了。在饮食中，很多人都会不自觉地吃下隐形油脂。最主要的隐形油脂就是每个人都会吃的米饭、馒头这类的主食。这是因为这些主食里面一般都含有糖分。当饮食中摄入糖分时，通过唾液、胰腺和肠液的作用，糖分转化成葡萄糖，而这些葡萄糖被运送到肝脏，和脂肪细胞释放出来的游离脂肪酸合成，就被制造成新的甘油三酯。如果不控制主食的摄入量，那即便减少饮食中的显性油脂，人体血脂依然会居高不下。成年人每天应该控制糖分摄入在120克左右，据此测算，像米饭、馒头这类主食，男性一天不能超过400克，女性一天不能超过300克，这还是在不摄入其他糖分的前提下。

其次是以荔枝为首的高糖水果，中国居民平衡膳食标准中男性每天水果的摄入量是300克，女性是200克，如果食用的是高糖水果，那就要适量减少，比如男性吃250克，女性吃150克。

第三个隐形油脂的来源是反式脂肪酸，反式脂肪酸不仅仅可以直接影响血脂，还会影响血管内皮细胞的功能，造成血管内皮细胞损伤，加大血栓的发病概率。如果一种食品标示使用人工黄油(奶油)、转化脂肪、人造植物黄油(奶油)、人造脂肪、氢化油、氢化棕榈油、起酥油、植物酥油等，那么这种食品一般含有反式脂肪酸。所以，粗粮饼干、薯片、沙琪玛、玉米油、起酥面包等食物里都含有反式脂肪酸。

要排油，吃的顺序有讲究

在日常饮食习惯的培养中，我们应该先吃一些能阻挡我们吸收油脂的食物，例如膳食纤维。海带、黑木耳、燕麦等都含有水溶性膳食纤维，因为它溶于水，在肠道内会成为含水分的成分，就像给我们的肠道内穿了一层海绵衣服，这层海绵会不断吸收经过肠道的糖分、胆固醇和甘油三酯，使之不被肠道吸收，而是被排出体外，这样就不会造成血脂堆积了。另外，充分吸收体内水分的膳食纤维会膨胀，很容易产生饱腹感，预防了饮食过量的问题。

因此，建议大家每餐先吃海带，海带既含有丰富的水溶性膳食纤维（每100克含膳食纤维40克），而且还含有丰富的EPA。为有效预防血脂异常，建议每天至少摄取25克水溶性膳食纤维，也就是50克左右的海带。

需要提醒大家的是，膳食纤维也有排除其他营养素的功能，所以也不能吃太多，最好按照每天25克的量来食用。

小心脂肪肝

脂肪肝和高脂血症也是密不可分的。在高脂血症患者中，脂肪肝的发病率远高于普通人。同样，脂肪肝人群也常受到各类高脂血症的光顾，最常见的就是高甘油三酯血症。可以说，高血脂和脂肪肝经常是"狼狈为奸"的，这两种疾病形成了一种恶性循环。治疗其中任意一种疾病时，千万不要忽视另一种疾病的影响。看到体检报告上血脂数值正常时，千万不要忽略脂肪肝数值的波动。

高脂血症和脂肪肝有类似的致病因素，如高脂饮食、高糖饮食及酗酒等。因此，适当减轻体重就是规避脂肪肝、预防高脂血症的必然选择。有人会觉得脂肪肝是肝脏部位的脂肪堆积，我们要减多少千克才能减到内脏里的脂肪呢？其实，只要你减掉2千克的体重，就能达到减缓脂肪肝的效果。但是，若是减肥速度过快，急剧减肥还可能造成低营养性脂肪肝，这样就得不偿失了。

✚ 实 | 用 | 妙 | 方

去油四宝

高脂血症与高脂饮食关系密切，尤其是肉类食物。肉并非不能吃，只是在食用之前，需要进行有效地去油。其实，在我们家中就有"去油四宝"，这就是刀、烤网、绿茶、面包片。

首先是刀：我们在做饭的时候都喜欢把肉切得厚一点，但实际上，如果切得薄一点的话，肉的受热面积就会增加，有更多油脂能在烹饪中被排除，也就减少了人体多余油脂的摄取。

其次是烤网：烤肉的时候我们经常能看到油在往下滴，所以，用烤网烤过的肉会比用平底锅煎的肉减少20%的脂质。所以，我们在炖肉之前都可以先烤一

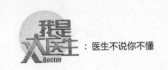

下，让肉排油，这样既美味，又能减脂。但要注意不要烤制时间过长，否则会导致苯并芘增加，不利于健康。一般烤制到5~6分熟，就可以进行其他加工了。

再次是绿茶：适量饮用绿茶可以防止血中脂质的氧化，降低血中的胆固醇含量。但这里的绿茶主要是给肉用的，绿茶中含有鞣酸，有降低脂质的作用，做饭的时候把肉放在筛子上，把加入了一点绿茶的热水浇在肉上，冲刷的过程既能使肉更加干净卫生，也能去除肉上多余的油脂，相当于给肉"洗个澡"。

最后是面包片：我们做饭的时候难免会选择油炸、煎一些东西，我们可以在出锅后用面包片蘸一下食物，因为面包片有极强的吸油能力，可以让食物的油脂含量尽量减少。

孜然秋刀鱼

秋刀鱼DHA和EPA含量高，胆固醇含量低，是降脂的最佳鱼类食物。这里为大家推荐的是十分美味的孜然秋刀鱼。

材料

秋刀鱼600克，柠檬2片，橄榄油1汤匙，盐、孜然粉各适量。

制作

1. 秋刀鱼收拾干净，鱼身斜刀划上几道刀口；橄榄油、柠檬、盐、孜然粉备好。

2. 秋刀鱼用厨房纸吸干鱼身表面的水分，然后把鱼的里外抹盐腌渍5分钟；煎锅倒入1汤匙橄榄油。

3. 摇动煎锅让油铺满煎锅，油烧热后把秋刀鱼放入；用中小火煎制秋刀鱼，煎至两面微黄。

4. 撒入孜然粉；再煎至鱼身呈金黄色即可。食用时滴少许柠檬汁。

需要提醒大家的是：上好的秋刀鱼形如弯刀，弧度美妙，其鱼嘴锋利，鳞片泛青，有极淡的腥味。如果鱼身胀大，色泽变暗，则多是即将变质或已经变质的秋刀鱼。

05
CHAPTER

别以为体形和性命没关系

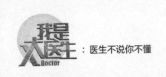

🧑‍⚕️ 欺骗减肥法，减肉不减钾

节食、运动、吃减肥药是最常见的三种减肥方法，但这三种方法若是采用不当，就会让我们血液中的钾快速流失，这种流失是无声无息的，所以大家一般都不会太在意。但等到我们注意时，却往往已经对身体造成巨大伤害了。减肉不减钾，才是健康科学的减肥方法。

✚ 健 | 康 | 顾 | 问

减肥也能致命吗

悦悦有点愁眉苦脸："最近身边很多朋友都在减肥，我也不例外，就像一个女人的衣橱中永远少2件衣服一样，女人的体重似乎也永远多1千克。"

王成钢怀疑地看了悦悦两眼："我觉得不止1千克吧，你比别人至少多1倍！"

栾杰连忙拉架："别理他，悦悦你是怎么减的呢？"

悦悦想了想："就跟所有人都一样，节食啊，锻炼啊，但是我很少吃减肥药。"

栾杰："的确，大部分人减肥的方法，主要就是这三种，节食、运动、吃减肥药。"

李建平："没错，这是所有人都在使用的减肥方法，但是这三种最普遍的减肥法却存在着致命的危险，而且这个危险是被所有人忽视掉的。"

王成钢点点头："是的，有一位17岁的减肥女孩，她在运动时突然感到两条腿乏力，不能行走，并且感觉胸闷、气憋、恶心、腹泻，到医院后下肢无力感更甚，已经站不起来了，还出现了心脏不规则颤动，随即出现了严重的心脏衰竭，并于16个小时后死亡。"

李建平："节食、锻炼、减肥药这三种减肥方法几乎是所有减肥人士都会采用的，但是这三种减肥方法却存在天然的致命危险。这三种减肥法会在不知不觉间，让我们身体中的一种重要元素流失掉。而这种元素就好比我们的生命之火，如果它流失到一定程度，那么我们的生命之火也会随之熄灭。"

✚ 病│理│常│识

▌减肥致死的原因

　　李建平医生所说的这种元素存在于我们全身各处，不管是脏腑还是大脑。通常来说，我们普通人的身体内含有这种元素大约175克，别小看这区区175克，正是它维持着我们的生命。尤其是在我们的血液里，我们的血液里大约含有1克这类物质，1克听起来微乎其微，但你若是要将这1克减少1/3，我们就会有生命危险。

　　这种被视为"生命之火"的元素就是钾。而这位减肥女孩之所以死亡，就是因为她经过各种不科学的减肥方法，最终血液中的钾含量仅剩标准含量的1/3，损失了将近2/3的钾。钾维持着我们身体神经和肌肉的兴奋性，如果我们身体钾缺失严重，就会造成肌肉酸软无力——这个女孩在入院时就出现了下肢无力的症状。当我们血液中的钾流失超过1/3的时候，就有可能影响心脏功能。这个女孩就是因为缺钾严重从而引起心肌张力减低，心脏跳动严重不规律，最终导致心脏衰竭，以致死亡的。

✚ 专│家│讲│堂

▌减肥，但不减钾

张能维 ⟨ 北京世纪坛医院副院长 ⟩

释疑

　　钾流失非常危险，严重时甚至会致命，而我们大家都在使用的三种看似安全的减肥方法：节食、运动和吃减肥药就是造成钾流失的罪魁祸首。

节食

　　只要一说起减肥，很多人第一反应就是节食。大鱼大肉当然是不健康的饮食方式，但盲目节食的危害往往更严重。我们每个人每时每刻都在消耗着身体内的钾，哪怕一次呼吸都有钾的流失，但我们身体本身是无法合成钾的，必须靠每天

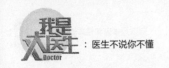
进食的食物来摄入2000~4000毫克的钾，才能维持我们体内钾的消耗。大幅度减少饮食量使得我们的身体一下子失去基本的钾摄入量，结果自然是灾难性的。比如这位减肥女孩，她本来一天三顿饭，但为了减肥突然改成一天只吃一顿午饭，只用黄瓜、西红柿来代替晚餐，这么做的女孩并不在少数。这样做的后果就是她每天通过食物摄取的钾远远低于自己身体消耗的钾，就是我们常说的入不敷出，长期入不敷出，人自然成了强弩之末。

运动

运动可以消耗热量，而且会大量出汗，而出汗就是一个被大家忽视掉的钾流失因素。出汗会造成钾的快速流失，这并不是说汗液中的含钾量很高，而是很多减肥的人不懂得控制运动量，总想一蹴而就，短时间内采用高强度锻炼，造成大量出汗。而当我们运动到一身衣服基本湿透的时候，我们的身体已经损失了近0.5克的钾，继续运动，损失更多。如果你长期选择这种大剂量的运动，那么你身体内的钾流失就会非常严重。

吃减肥药

有很多减肥药广告声称可以有效、无副作用、快速地减掉脂肪。然而事实却是：目前国际上没有一种减肥药获得过医疗机构的认可，因为任何减肥药都或多或少有些副作用，突击采用都有不少风险，更别说"放心地长期服用"了。

通常我们吃的减肥药都是通过人为制造腹泻来达到减肥的目的，但我们的排泄物里同样存在大量的钾。腹泻造成的钾流失甚至比出汗还要快。如果你的腹泻物超过1升，就可能引起低钾血症。我们一般一次腹泻物为200~400毫升，那么4~5次腹泻就可以达到1升的量，此时你血液就会严重缺钾。这就是为什么很多人会说"我拉肚子拉到腿软"，腿软不是因为蹲得久，而是因为在腹泻过程中大量的钾流失了。血液中钾含量过低才是造成肌肉酸软无力的根本原因。

对症

轻度缺钾的人会出现比如食欲缺乏、腹胀、恶心和便秘等症状。如果出现这些症状就很可能说明你缺钾了。这时候最好赶紧就医，千万不要扛着，如果血液中的钾再进一步流失，那么很有可能发生像前面那个女孩一样的悲剧。

对于缺钾的人，可选用钾盐代替普通食用盐，出汗多的人则可以多吃一些含钾较多的食物，如玉米、绿豆、瘦肉、海带等，还有香蕉、葡萄等水果均可以补充一定量的钾。另外，喝茶也是夏日祛暑补钾的好办法，因为茶叶中含有丰富的钾。但需要注意的是，不要常喝浓茶。还有，大量出汗后，不要马上喝过量的白开水或糖水，可喝些果汁或糖盐水，防止血液中的钾过分降低。至于严重缺钾者，出现恶心、呕吐症状时，应在医生指导下适当服用补钾的口服液。若是因为减肥或天热出汗等原因经常性出现全身乏力，最好及时前往医院检查。

✚ 温 | 馨 | 提 | 示

▍欺骗减肥法

为大家介绍一种有趣的"欺骗减肥法"，即欺骗你的胃，让你提前20分钟感觉到饱，这样你比以前至少减少1/3的进食量，而且还不会感觉饿。这种能够欺骗我们胃的食物就是含热量特别低的胡萝卜。

胡萝卜泥可以快速地提升血糖含量，而血糖含量升高是大脑判断我们是否饱了的一个最重要的因素。血糖为我们全身各个器官提供能量，尤其是我们的大脑和神经细胞必须要糖来维持生存。如果血糖低了，我们大脑就会发送信号"要求"我们去吃东西来补充血糖，这就是我们常说的饥饿感。

但我们平时吃进去的食物通过胃消化后到小肠，被肠黏膜吸收转变成血糖，这个过程大约要20分钟。也就是说：我们吃一个馒头下去，它要在20分钟后才能转变成我们需要的血糖。这个馒头转化的血糖其实足够人体所需了，但是因为20分钟后血糖才能升高，所以这20分钟里，大脑无法给你已经饱了的信号，这时候就会发生：我们接着不停地吃，吃掉第二个、第三个馒头。

我们不自觉地、被动地摄入了多余的食物，而这些多余的食物会转变成脂肪，存储在我们的腹部、臀部，甚至内脏里。关键问题在于：这种情况并不是偶然的，它几乎每顿饭都在发生，这也就是很多人肥胖的根本原因。

所以我们要用"欺骗减肥法"让大脑提前20分钟感觉到血糖的升高，这样我们就可以少吃20分钟饭，而胡萝卜泥恰好可以起到这样的作用，它的生糖指数非常高。升糖指数高的食物有很多，它们大多富含热量，而胡萝卜在其中可算独树一帜。胡萝卜的升糖指数是90左右，跟巧克力相当，但是所含热量非常低，100克胡萝卜所含热量仅为25卡。

将胡萝卜做成胡萝卜泥是因为这样可以更好地被肠黏膜吸收，快速地进入血

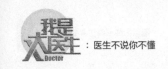

液形成血糖。血糖的升高还有一个好处，我们的胃就像一个可以伸缩的气球，没有食物的时候它是硬的，我们饿的时候胃就会变软，来准备盛食物。当大脑感知到血糖升高的情况下，会阻止胃继续变软，这样一定程度上就减少了胃的容积，我们即便贪嘴，可能也实在吃不下了。

具体做法：将打好的胡萝卜泥放在小瓶里，带到单位，吃饭之前10分钟，适当吃一点即可。需要注意的是不要只榨胡萝卜汁喝，这样胡萝卜里的营养成分会损失，生糖效果也会打折扣。

✚ 实 | 用 | 妙 | 方

用小碗吃饭

有人做过一项调查，电影院卖的爆米花分大小桶，调查顾客最终进食量，发现买大桶的人比买小桶的普遍多吃了45%，其实并不是买大桶的人就更饿，而是因为他们拿到手的食物足够多。当更多的食物摆在我们面前的时候，我们就会不自觉地吃多。而用小一号的碗吃饭，虽然同样是一碗饭，但是实际的量却少了很多，这也算是一种"欺骗自己"的方法。

食用单一种类的菜

进化影响着我们的大脑。原始人需要到处寻找食物，什么食物都吃才能保证吃饱，所以食物的多样性对他们很重要。我们的大脑遗传了这种特性，它命令我们尽可能地寻找多样化的食物，这就影响了我们的饮食习惯。吃自助餐的时候，即便不是为了吃回本钱，我们也会不自觉地比平常吃得更多。这是因为有很多食物可以选择。因此，为了控制食物的摄入量，吃饭时尽量选择单一种类的菜色，是一个很好的方法。

阻断减肥法，拯救厌食症

有报道显示，我国有30%~60%的青春期少女会选择节食减肥，其中7%~12%是极端的节食者，极易发展成厌食症。她们不知道，食物是为我们身体提供营养和能量的。我们的呼吸、心跳都需要这些能量来支撑。所以，我们进食与否不能光顾忌长肉的问题。健康，甚至性命都没有了，还谈什么美体瘦身呢？

✚ 健 | 康 | 顾 | 问

吃，还是不吃呢

悦悦忧愁地抱怨："夏天要来了，再瘦不下去可怎么办？我从今天开始不吃饭了。"

王成钢仔细看了看："你的'小粗腿'确实有点儿对不住观众……"

李建平为悦悦帮腔："这叫'嘴大吃四方，腿粗站得稳'，悦悦你不吃饭录节目能受得了吗？"

悦悦无奈地摊手："没办法，想减肥就要少吃啊，哪有不受罪就能瘦下来的美事呢！"

李建平："为了减肥不吃饭都成一种时尚了，但是，节食减肥的后果挺让我担心的。"

王成钢："是的，来看一个触目惊心的案例吧，绍兴市某高校有一位大三女生因减肥导致严重营养不良，住进了重症监护室，生命垂危。医生说她起初是因为头晕来医院检查的，但人已经'瘦得皮包骨头'了。初步血糖检测显示她的血糖是正常人的3倍多，进一步的检查则显示她的心、肺、肝、肾各个脏器的功能都严重减退。"

悦悦皱眉叹息："太可怜了！好好的一个女孩子变成了这样。"

李建平："是呀，所以我们进食与否不能光想着长肉的问题，这些食物是为我们身体提供营养和能量的，如果我们吃的东西太少，体内的各个器官都会罢工。"

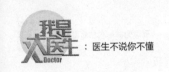

悦悦有些后怕："厌食症主要就是不吃东西造成的吧？"

李建平："减肥过度或太瘦的人不见得患厌食症，厌食症患者也不是没有食欲，而是已经很瘦了还觉得自己太胖，用意志力自愿地、主动地拒绝吃东西，甚至是在进食后催吐，仅仅满足一下短暂的饱腹感。久而久之，他们的身体是瘦了，瘦到可怕的地步，厌食症也随之而来。"

✚ 病│理│常│识

▌厌食症离我们有多远

厌食症又称神经性厌食（AN），指通过节食等手段，以刻意制造并维持体重明显低于正常标准为特征的一种进食障碍，属于心理疾病的范畴。厌食症最主要的特征是对体形、体重极度关注、强烈害怕体重增加、盲目追求苗条，常伴有营养不良、代谢及内分泌紊乱，如女性出现闭经等。严重的患者还会因极度营养不良而出现机体衰竭，从而危及生命。5%～15%的厌食症患者最后死于心脏并发症、多器官功能衰竭、继发感染，甚至自杀。

厌食症高发于13~20岁之间的年轻女性，其发病的两个高峰为13～14岁和17～18岁或20岁，30岁后发病的较为少见。厌食症的男女发病比例为1：10。

厌食症患者的并发症有很多，主要有营养不足导致的内分泌紊乱，如女孩会停止发育、月经失调等；其次人体胃肠道功能也会发生紊乱，无法吸收营养物质。厌食症到了后期，有很多原因会导致死亡：如营养失调导致体内电解质失衡，缺钾严重的就会导致心脏骤停；还有厌食症患者身体抵抗力变得极差，一个感冒就可能引发全身感染，甚至导致死亡。

如果你出现以下7个症状中的几个甚至是全部，你就要小心自己是否患有厌食症了。

1. 对体形、体重过度重视，并将之潜化为一种对自己的评价标准。极度恐惧肥胖，有强烈欲望要减轻体重。把减肥当成一种习惯，就算体重过轻，也依然惦记着减肥。

2. 吃得很少或只喝饮料，接着强迫自己拒绝进食、剧烈运动、服用泻药及利尿剂、自我催吐等。

3. 短期间内体重急剧减轻，使体重降至标准体重的75%~85%以下。

4. 通常仍维持正常的作息活动，并且否认饥饿及疲倦虚弱。

5. 有时也会出现贪食症的恶性循环，在短时间内吃下大量食物，然后用种种激烈的方法把食物排出体外。长期下来造成肠胃功能衰竭，形成条件反射式呕吐，无法进食。

6. 低血压、心跳减慢、掉发、骨质疏松、指甲脆弱、脸色苍白或腊黄、畏寒、体质极差。

7. 月经失调或停经。

✚ 专 | 家 | 讲 | 堂

你还打算节食吗

张能维 ⟨ 北京世纪坛医院副院长 ⟩

释疑

节食减肥对我们内脏器官的伤害是不可逆的，尤其是胃。胃是一个弹性器官，它会因为生理的需要进行收缩和舒张，而且每天有非常规律的运动周期，正常情况下人每天3~4个小时就需要吃东西了，在吃的过程中胃会一点一点地撑开，撑到一定大小的时候就会感觉饱了。当我们开始少吃或是不吃了以后，胃就好像这个暖水袋，它前后两片会贴得很近。胃里越空，贴得越近，空间就会越来越小，这就是我们常说的"胃变小了"。但这并不是什么好事，因为胃在变小的同时也会变得越来越没劲，慢慢失去消化功能，而且再也撑不大。所以，如果你长期少吃或者不吃，最终结果很可能是：你想吃也吃不下去了。

还有些人不只是少吃或不吃的问题，他们还想追求一下美食的口感，于是吃完以后再用各种方式催吐出来。但这种引吐或催吐的方式本身就会对我们的消化道造成非常大的伤害。以最常见的抠喉为例，用手去抠喉咙时，如果指甲过长或抠得比较用力，就会损伤嗓子。而且，反复地呕吐容易引起反流性食管炎，轻者引起食管水肿，重则引起食管溃疡，大大增加患食管癌的概率。有时，呕吐的动作过大还会引发消化道大出血。总之，把吃下去的东西吐出来，这种减肥方法绝对是有百害而无一利。

另外，在节食减肥导致胃慢慢丧失功能的过程中，我们还会因为营养不良而

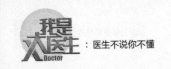

出现思维缓慢、注意力不集中等症状，也就是我们常说的"减肥减傻了"，其实，这一点都没有危言耸听。大脑损伤是所有节食综合征当中最容易被忽视的部分，据英国《每日邮报》报道，沉迷于抑制自然的食欲可能"堵塞"节食者的大脑，这种"堵塞"会对人们执行各种任务的能力产生不利影响，最直接结果是影响记忆力和智力——节食越久和减重越多的人记忆力损失越大。从医学角度来说，尽管大脑只占全身重量的2%，但通常会消耗人体总能量的20%。体内脂肪摄入量和存贮量不足，没有足够的营养供给大脑，脑细胞自然会严重受损，这也是导致节食减肥者越来越健忘的原因之一。另外，节食减肥者一般对甜的东西敬而远之，但在日常工作中，我们的大脑在经过一段时间的精力集中后，会消耗很多糖分。此时若没有足够的糖分补充，也会引起我们的能力认知下降。

对症

1. 循序渐进，避免快速减肥。节食减肥无非想达成快速减肥的目的，但快速减肥不仅伤身，其反弹风险也大大增加，这就是我们常说的"瘦得越快，反弹越快"。短时间过度减肥，比如10天减10千克，3天减5千克等，前期的体重下降是身体水分的流失，之后是肌肉、脂肪组织的减少，体重当然会减轻，但在体重反弹时却全是以脂肪的形态回到体内，所以复胖后再次减重，却往往一次比一次难减，一次比一次重，体脂肪量愈来愈高，形成恶性循环，得不偿失。

2. 对已经有厌食症倾向，或者患了厌食症，处在恢复期的人，由于他们长期未能正常进食而造成胃肠蠕动功能减弱，消化酶活性受抑制，所以在开始进食时，饮食内容一定要以清淡、少油腻、易消化为主，并避免选用易胀气食物，如牛奶、干豆、硬果、生萝卜等。但要多选用一些富含蛋白质和无机盐、维生素的食物，如鱼、鸡、蛋、瘦肉、豆制品以及新鲜的蔬菜水果。

➕ **温|馨|提|示**

阻断减肥法

为了身体健康，过度节食是不可取的，那我们唯有从已经吃下的食物里做文章。这里为大家推荐的就是阻止食物里的脂肪被人体完全吸收的阻断减肥法。

第一重阻断

肠道要想吸收脂肪，首先要把脂肪分解成非常小的个体，哪怕是我们吃进去的油，同样需要分解。负责这个分解过程的是肠道中的脂肪酶，脂肪酶就像洗涤灵一样，它会把脂肪分解成非常细小的物质。阻断减肥法的第一步就是抑制脂肪酶的作用，阻止脂肪被分解，使得小肠没法吸收脂肪。

研究表明，有两种物质可以起到这种抑制作用。第一种是黄酮类化合物，黄酮类的化合物是以黄酮为母核衍生的一类黄色色素类物质，当它进入肠道中就可以有效地抑制脂肪酶对脂肪的分解作用。第二种是生物碱，它同样可以起到抑制脂肪酶的作用。

有一种同时存在以上两种物质，又真正能够对脂肪酶起到一定抑制作用的食物，就是荷叶。荷叶里含有荷叶黄酮与荷叶碱，这两种物质联合在一起，双管齐下，可以在一定程度上抑制脂肪酶，减少人体对脂肪的分解吸收。

我们一般很少直接食用荷叶，而是用荷叶蒸饭，但这样的食用方式只是利用了荷叶的香味，并不能让荷叶中的荷叶黄酮和荷叶碱进入食物，到达人体，自然也就不能够起到抑制作用。还有的人用荷叶熬粥，喝这种粥可以提供很好的饱腹感，但是因为使用的荷叶非常少，所以对于脂肪酶的抑制作用也相对很小。

最好的方法就是使用鲜荷叶，把鲜荷叶打成汁，切记是打成汁，而不是榨成汁。这样可以有效保留叶子当中的荷叶黄酮和荷叶碱这两种成分。每次用50克荷叶打成汁，饭前10分钟服用即可。如果买不到新鲜荷叶，可以买干荷叶，用干荷叶冲水喝同样可以起到抑制脂肪酶的作用。每次取10克干荷叶，用热水冲泡3~4分钟，饭前饮用即可。

第二重阻断

第二重阻断就是要阻止已经被分解的那部分脂肪被吸收。为此，我们需要一种元素：钙。研究发现，如果我们在食物中添加钙，当它进入体内后，就会和我们吃进去的脂肪组合成皂质物质，让小肠无法吸收。

如果我们每天能够摄入600毫克的钙，那么就可以中和4~5克的体内脂肪，一年下来就有1500克脂肪随着大便排出。想象这些脂肪若是贴在你肚子上，会有多"显眼"。

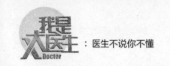

一提到补钙，老人就会建议多喝点棒骨汤，棒骨汤确实含钙，但我们在家里熬制的棒骨汤含钙量其实非常低，100克棒骨汤大约只含有1毫克的钙质。牛奶含钙量较高，每100毫升牛奶约有100毫克钙质，但是牛奶本身也是含有脂肪的。全脂牛奶的脂肪含量为3%~4%，低脂奶（半脱脂奶）为1.0%~1.5%，脱脂奶虽然只有0.5%，但毕竟还有一定量。

最好的补钙选择其实是一种蔬菜：芥蓝。芥蓝是含钙量最高的蔬菜，每100克含有128毫克的钙质，比牛奶还高。2棵芥蓝所含的钙就相当于一袋牛奶。为了保证芥蓝中的钙不流失，最好选择芥蓝刺身这种食用方法：先把芥蓝用水焯一下，放入冰箱冷藏一段时间，之后取出来切成片，再配上海鲜酱油和芥末，一盘含钙量丰富的芥蓝刺身就做好了。

需要注意的是，在吃芥蓝的时候要全面咬碎，这样有助于钙的吸收；另外在食用含钙食物时，千万不要喝碳酸饮料。碳酸饮料中的碳酸会和钙产生反应形成碳酸钙，这样就无法再和脂肪发生反应了。

✚ 实│用│妙│方

▌瘦身豆浆：减肥养颜两不误

瘦身其实不必辛苦节食，只要吃对了，喝对了，我们就能一边"享瘦"一边减肥。低热量的豆浆就是减肥人士的好选择，一杯300毫升的豆浆大概只有42千卡热量，而同样分量的牛奶则有150千卡。另外，豆浆中的膳食纤维也不少，膳食纤维不仅能快速增加我们的饱腹感，让我们顺利"管住自己的嘴"，还能清洁大肠，帮助排除体内多余脂肪。豆浆中还含有不饱和脂肪酸，在满足身体对脂类营养素的需求同时，还能消耗身体里多余的饱和脂肪，是减肥者的福音。

这里为大家推荐的是减肥养颜两不误的银耳红豆豆浆。

材料

银耳30克，红豆20克，黄豆50克，清水适量。

制作

1. 将黄豆、红豆清洗干净后，在清水中浸泡6~8个小时，泡至发软备用；银耳用清水泡发，洗净，切碎。

2. 将浸泡好的黄豆、红豆同银耳一起放入豆浆机的杯体中，添加清水至上下水位线之间，启动机器，煮至豆浆机提示银耳红豆豆浆做好。

3. 将打好的银耳红豆豆浆过滤后即可饮用。

红豆减肥消肿的功效自古就有记载，银耳则是一种含粗纤维的减肥食品，它与红豆、黄豆制成的豆浆不仅减肥，还能美颜。这款豆浆尤其适合爱美且偏胖的女性饮用。

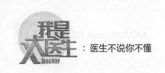

减肥减出肝坏死？那是你不会减

温州有一个37岁男性，1.65米的个头儿，却有着130千克的体重。2012年年初他在美容院选择了一套减肥套餐，坚持几个月后，他总共减掉了30千克！体重降了，人却变得头晕体虚。去医院检查，结果发现他70%的肝脏已经坏死，住院第二天就下了病危通知书。快速减肥不仅伤肝，还会损伤其他器官，尤其是心脏，过度减肥导致猝死的案例并不少见。因此，我们一定要选择最健康的减肥方法和最安全的减肥速度。

✚ 健│康│顾│问

▌减肥减出肝坏死

栾杰好奇地问："悦悦，你一直嚷嚷着要减肥，你最成功的一次减肥记录是多少？"

悦悦想想有些得意："我那次真是有史以来瘦得最快的，半个月瘦了7.5千克。"

王成钢面露惊讶："你连减肥都这么暴力，佩服！"

栾杰："当你瘦下来以后身体上、精神上有没有什么特别的感觉？"

悦悦皱了皱眉："有啊！感觉自己一下子变老了，而且爱出虚汗、浑身无力。"

栾杰："刚才听你说半个月减了7.5千克时，真是替你捏了把汗，你知道你这个减肥的速度有多危险吗？"

悦悦小心地问："有多危险？"

栾杰郑重地解释："一点都不吓唬你，照你这种减法，真有可能要了你的命！这里就有一个快速减肥导致肝坏死的案例。肝坏死的死亡率高达20%~30%。"

✚ 病│理│常│识

▌减肥为何伤肝

人体脂肪是由我们摄入的碳水化合物通过肝脏进行合成的。肝脏能合成脂肪但不能储存脂肪。因此，如果我们的脂肪代谢过慢，就会聚集在肝脏上，肝脏就会变得越来越胖，这就是我们常说的：人胖先胖肝。肝脏积累的脂肪越多，就越容易形成脂肪肝。

减肥可以减掉脂肪肝，但如果是快速减肥，则容易因为大量脂肪分解，引起血内游离脂肪酸大量增加，增多的游离脂肪酸本身具有细胞毒性（脂毒性），可导致肝细胞变性、坏死和炎症细胞浸润，最终导致大量肝细胞损伤坏死。

一般情况下，若是在1个月内体重下降超过10千克，就可以诱发肝坏死。

✚ 专 | 家 | 讲 | 堂

最健康的减肥方法

谢雯 首都医科大学附属北京地坛医院肝病中心主任

释疑

快速减肥不仅伤肝，还会损伤其他器官，尤其是心脏。过度减肥导致猝死的案例并不少见。而且，并不是说心脏本身就有问题的人才会在快速减肥的过程中猝死，心脏健康的人也一样会出现猝死的情况。因为心脏最怕饿和累，即使没有任何疾病的心脏，在缺少营养物质（主要是葡萄糖）时也难以完成心跳功能。若是饥饿持续时间过长，就会发生心力衰竭。美国加利福尼亚大学格林韦博士的研究表明，人每天的饮食提供的热量若低于1000千卡时，可危及心脏，轻者发生心率改变，重者有突然死亡的危险。

对症

有一种方法，可以让大家不用再做任何多余的运动，就可以有效地减掉内脏的脂肪，不但不会伤到肝和其他的脏器，就连这些看得见的皮下脂肪也一起不见了。这个既简单又有效的方法就是走路。

有个非常感人的"捐肝救子"的"暴走妈妈"就是一个很好的例子。武汉妈妈陈玉蓉，一个普普通通的女人，为了挽救因失去肝脏代谢功能而濒临死亡的儿子，为了一个母亲的责任，在长达7个月的时间里，每天暴走10千米，体重从68千克减至60千克，从而让自己患有的脂肪肝消失于无形，为儿子的换肝手术提供了肝脏来源。

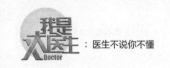

在走路减肥的过程中，减肥是否有效的判断标准不是出汗量，而是心率。很多人把走路当散步，心率一般维持在100次/分钟，这么走下去，走再长时间也起不到减肥的作用。走路减肥一定是快走，40~49岁的人在快走时的心率应该在100~130次/分钟；50~59岁的人心率应该控制在90~120次/分钟。

除了心率，为了达到减肥效果，要尽量保证在1个小时内走完5~7千米。如果体重较大，不建议一上来就做到1个小时走5~7千米，还是要循序渐进，但至少要做到心率达到130次/分钟的同时走20分钟以上，这样才能起到消耗脂肪的作用。

走路减肥特别简单省事，而且可保证1个月轻轻松松地减掉2千克，这也是比较安全的减肥速度。需要注意的是，在锻炼时心率加快是没有问题的，但如果是经常性心率加快，那就需要去医院检查了，很可能是心脏出了问题。

另外，现在很多中老年人喜欢爬山、爬楼梯等难度较大的运动方式，这其实并不比在平地上运动效果更佳。因为爬山或是爬楼梯时，关节承受的压力是体重的4倍，以一个体重60千克的人为例，平路行走时两边膝盖各承重60千克，但爬楼梯时膝盖负重竟高达240千克，相当于两边膝盖上各扛负了一架钢琴的重量。而且如果速度加快，对膝盖产生的压力就越大，所以选择在平地快走是最好的，方便且健康。

➕ 温｜馨｜提｜示

运动要适量，睡觉要保量

很多人在运动减肥的过程中，会因为不能立刻见效而不断加大运动量。其实，运动之后脂肪是可以持续燃烧的，在美国有人做过这样的实验：一个中年男性在跑步机上跑了1个小时，当时他只减掉了19克的脂肪，在之后的24个小时里他正常吃饭、工作、睡觉。第二天他再来检测脂肪消耗的情况时，却惊喜地发现脂肪又少了49克，比之前运动时减掉的脂肪还要多。所以，当你完成了1个小时的快走运动，之后的24个小时里你就不用再做运动了，哪怕你一直睡觉，体内的脂肪还会继续被消耗，你也在继续变瘦。

如果你睡对了时间，就可以让你的减肥效果加倍。法国国家卫生与医学研究所一项新的综合研究发现：减肥不是一定要采用对有些人来说痛苦万分的锻炼方法，可以用一种简单的每晚多睡一两个小时的方法就可以实现。

人体在睡觉的时候会自己分泌一种可以让人变瘦的物质——瘦素。顾名思义，瘦素就是一种可以让人变瘦的物质，主要起到抵制食欲的作用。瘦素少的人一定比瘦素多的人吃得多，当然也更容易发胖。

睡眠时间低于6.5个小时或高于8.5个小时会导致体重增加，最能发挥瘦素作用的睡眠时间是8~8.5个小时，而且最佳的入睡时间是晚上11点。这个睡眠时间听上去似乎有点老生常谈，但真正能做到的人其实很少，所以睡出好身材的人也很少。

✛ 实 | 用 | 妙 | 方

▌牛奶的妙用

美国田纳西大学营养学院早在10年前就做了一个试验：让一组男性在其他生活规律不变的情况下每天喝2杯牛奶，结果他们每人的体重平均减轻了5千克。

牛奶可以减肥的原理就是因为它里面的钙。当人体内钙含量低时，就会分泌一种神秘的激素叫钙三醇，它能促进脂肪的生成和贮藏。如果你食用富含钙质的奶制品，这种激素受到抑制，就会使你身体生成的脂肪量减少，同时提高脂肪代谢速度，达到减肥的目的。

当然，牛奶喝对了才能起到减肥的作用。成年人每天需要的钙摄入量是800~1000毫克，一袋250毫升的牛奶里含钙量大约是300毫克，喝2袋就可以补充600毫克的钙，再加上我们平时吃的食物里面的一些钙质，就足以满足人体的需要了。但要强调一点，2袋牛奶最好是早晚各1次分开喝，这样钙更容易被吸收。而且如果从减肥的角度考虑，选择低脂或是脱脂的牛奶最好。

需要注意的是，实验证明只有乳品里的钙最能发挥加快脂肪代谢的作用，而且通过牛奶摄入的钙比通过其他途径摄入的钙作用高出一倍。不仅如此，牛奶里还有其他可以减肥的成分，比如乳清蛋白，它可以刺激肌肉组织的生长，这个过程也正是燃烧脂肪的过程，所以通过喝牛奶减肥的效果不是一般补钙的食物或是单纯地吃钙片可以比的。

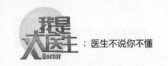
别小瞧魔芋

有一样食物，也是在正常饮食的情况下，多吃了它以后可以让减肥的效果更明显，那就是魔芋。很多人都以为魔芋里含有很多的淀粉，其实不是。魔芋是一种植物，它所含的热量几乎为零，而且不含胆固醇，含有低热量、低脂肪、低糖的优质膳食纤维。

魔芋里含有一种特殊的物质，叫作葡甘聚糖，它是一种天然的可溶性膳食纤维。而我们一般吃的蔬菜中所含的是不可溶性膳食纤维，它是不能被人体吸收的，主要作用是填充胃肠道，刺激肠道蠕动，减少体内垃圾在肠道里待的时间，加速排泄。但可溶性膳食纤维是可以被人体吸收的，它可以参与人体血液和体液的循环，"抓住"里面的脂肪和糖分，减少和缓解人体对这两种物质的吸收。可溶性膳食纤维还有一个特点就是吸水膨胀，体积可增大几十倍，使人产生饱腹感，减少对其他食物的摄入量，起到减肥的作用。

馋了就吃点开心果

开心果是坚果里含热量最低、含脂肪量最少、含膳食纤维最高的坚果之一。开心果里有种物质叫作油酸。油酸是一种单不饱和脂肪酸，它使我们在吃过饭之后感到饱腹的时间较长，通过抑制食欲来达到减肥的效果，是名副其实的"瘦身坚果"。每天吃30颗左右，不仅不用担心发胖，还有助于控制体重。

需要强调一点，只有没有经过漂白、自然开口的开心果才能保证里面的有效成分不被破坏，吃了以后才能达到减肥效果。成熟的开心果外壳会自动裂开，如果没有长熟，加工商会用外力将其夹开，我们如果仔细观察就会发现这样的果实的果壳开口边缘往往会弯曲不齐。大家可以试着把购买到的开心果壳合拢，如果能完全闭合或者只剩一小条缝，则是人工开口的，自然开口的常常是裂开一大条缝，完全合不拢。另外，开心果果仁的颜色是绿色的，比黄色的要新鲜，如果购买的开心果很多都有走油变味的现象，那就是放得太久了，一定不要买。开心果的果壳一般是淡黄色，如果是白色，那就是用双氧水漂过的，也不宜购买。

🧑‍⚕️ 肥胖体质要命，抓住这几根"救命稻草"

很多肥胖者最苦恼的就是好不容易才减肥成功，但没过多久又胖回去了！其实。复胖不只是恢复原体重而已，忽胖忽瘦很容易造成体内的脂肪比例增加，最后变成易胖难瘦的体质。不少人以为体质是天生注定的、无法改变的。但事实上，主导体质变化的就是我们每个人都能掌控的饮食习惯。只要养成正确的饮食习惯，我们就能把易胖体质变成易瘦体质。

➕ 健│康│顾│问

▍"胖癌"可不是玩笑

陈修远小声地问："悦悦，你听说过'胖癌'吗？"

悦悦眯起眼睛盯着他："你是不是欠揍？"

陈修远连忙解释："我可不是调侃你，现在肥胖就被我们医生称为'胖癌'，因为它是百病之源。这里有一份来自美国《公共科学图书馆期刊》的文献报道，在瑞典、挪威、奥地利各国测试了27.5万名男女的血糖浓度，分析他们的身体质量指数高低，最后发现，血糖高的男性，罹患肝癌、胆囊癌、甲状腺癌、多发性骨髓瘤和直肠癌的风险明显升高，而高血糖的女性则易发生胰脏癌、膀胱癌、子宫颈癌和胃癌。"

王成钢："是的，虽然无法确凿地证明血糖太高会致癌，但是按照这份文献来推论，癌细胞快速生长需要消耗很多能量，那么，肥胖的体质就会给这些潜在的癌细胞提供更多的能量，这就非常恐怖了。说明如果你不改变你肥胖的体质，它就会要你的命。"

悦悦："我有一个问题，为什么有的人怎么吃都不胖？有的人喝口凉水都发胖？这是不是和体质有关系？"

王成钢："往深层次说，胖和瘦，最重要的原因，就是我们身体里的脂肪细胞有多少。但是脂肪细胞在儿童期和青少年期已经长好了，你发育成熟以后，人身体里的脂肪细胞数量是不变的。"

悦悦想了想："如果我们身体里的脂肪细胞数量不变，那就是说，胖子脂肪

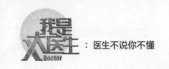
细胞的体积就大，瘦子脂肪细胞体积就小？"

王成钢："是的。不过就算你现在是个胖子，也没关系，只要按照正确方法减肥，你的脂肪细胞的体积就会变小，自然就会远离'胖癌'。"

悦悦："比如不吃肉多吃素，是吗？"

王成钢摇摇头："还真不是，用不吃肉的方法来减肥，是我们要走出的第一个减肥误区。"

✚ 病│理│常│识

▌少吃也长胖

不吃淀粉、不吃晚饭、不吃肉都是错误的减肥法。因为，你少吃主食、少吃肉短期间会瘦，但很快就会反弹，因为人体有自主控制机制，短期调节并不能产生长期瘦身的效果。

一天吃三顿饭，胰岛素水平不会上升。如果一天只吃两顿饭，每次进餐给胰脏带来的负担就会加大，血糖值也容易随之上升，此外，如果每次进餐之间时间隔过久，那么下一餐对糖分、脂肪成分的吸收率就会上升，从而更容易导致发胖。相扑选手就是专门利用这种方法来增胖的。

不仅如此，有时多吃反而能减肥：1979年，时年54岁的撒切尔夫人在大选前依靠高蛋白质饮食法减肥（据食谱她1周吃28个鸡蛋），结果她在2周内瘦了约9千克。这是因为高蛋白质减肥法口感相对容易接受，比起光吃蔬菜水果有助于预防肌肉流失，比较适合短期减重。不过需要注意的是，它同时也会增加肝肾的负担，甚至出现酮症酸中毒，出现疲劳、口臭、大脑功能障碍，有一定的危险性。

✚ 专│家│讲│堂

▌女神的减肥妙招

顾中一 北京友谊医院营养师

释疑

有一种人叫"泡芙人"，他们身体里面全部堆满了脂肪，就像胖胖的泡芙一样。这些人体脂肪特别高的"泡芙人"时间久了就会形成易胖体质，就是我们常说的"喝水都会胖"。从医学上分析就是因为长期不规律饮食，造成体内机制开始紧张："我的主人常常饿我，所以一有食物进来，我必须马上储存，免得身体挨饿。"

别以为"泡芙人"都是胡吃海塞出来的，有时少吃、不吃，或者吃得太单一都有可能诱发易胖体质。著名企业家潘石屹夫妇一直在推广果蔬汁，主打"健康减肥"。张欣曾在微博上晒了他们一天要"喝进去"的一桌蔬果，然而这种减肥法却是教科书式的错误示范。

只吃果蔬确实有一些好处。

1. 能量低，能减重。

2. 低脂高纤的成分有助于降血脂。

3. 维生素、矿物质丰富，符合"清肠""健康"的想象。

可它的缺点也很突出。

1. 蛋白质摄入不足，肌肉分解，对肾脏、心脏产生永久性损伤。

2. 肌肉等瘦体组织减少，人体每日的基础代谢减缓，因此更容易反弹。

3. 果蔬汁中的糖、膳食纤维过多对血管、胃肠不利。具体到减肥的作用，由于果汁中都是精制糖，很容易升高血糖并在胰岛素的作用下合成脂肪。

还有人因为减肥节食而导致营养不良，甚至贫血。我认识一个和高圆圆很像的女神，她特别怕胖，又懒得做饭，每次到冬天觉得冷，特别是来例假那几天。有次她问我红枣能补血吗，或者熬点红枣蜂蜜生姜汤能补血吗，我就教育她："你连饭和肉都不吃，还想补血？简直就是做梦。"是的，这是本末倒置，缺铁贫血的人必须得吃瘦肉，特别是咱们中国女性，每5个人当中就有一位缺铁性贫血患者。另外，从成分分析上看，红枣中的铁元素含量并不高，特别由于它是非动物性来源，所以铁的吸收率也就在1%上下。折算下来，动物肝脏、瘦肉补铁的效果足足是红枣的几百倍。

对症

食物也跟交通信号灯一样，有红灯食品、黄灯食品和绿灯食品。想改变肥胖体质，我们就得找到食物里的绿灯区，并规避红灯区。

首先，建议大家把米饭换成杂粮饭和糙米饭。其实很简单，比如你平时用白

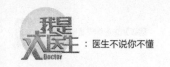

米煮饭，那就换成用荞麦、黑米、稻米煮饭，偶尔也可以换成麦仁饭，就是黑米、大麦和稻米。主食多元化，对改变瘦体质特别有利。

其次，要多吃补钾利尿的蔬果。许多肥胖者都是酸性体质，因此必须通过补充碱性食物来改善体质，而钾在人体中扮演的正是维持酸碱平衡的重要角色。为大家特别推荐以下4种食物：香蕉、豌豆、芦笋和菠菜。

1. 香蕉。香蕉的营养非常丰富，每100克果肉中含蛋白质1.2克，脂肪0.5克，碳水化合物19.5克，粗纤维0.9克，还含有胡萝卜素、维生素C、维生素E。而且，香蕉是含钾最高的水果之一，可有效防治低钾血症。运动减肥后，我们的身体会排出大量汗液，钾也随之流失，导致四肢乏力。此时吃些香蕉就是最理想的补钾方法。而且，有研究显示，香蕉可降低我们罹患2型糖尿病的风险。香蕉等水果一般在下午2~3点吃最好，即午餐后和晚餐前。

2. 豌豆。要想减肥，膳食纤维是必不可少的。豌豆的膳食纤维最高，比韭菜还要高。传说中超高纤维的韭菜，膳食纤维含量也只有1.4%。虽然毛豆煮后质地柔软，但丝毫不妨碍它夺取蔬菜中的纤维冠军（膳食纤维含量4.0%）。

3. 芦笋。近几年来，芦笋越来越受到人们青睐，成了名副其实的"餐桌公主"。芦笋是含钾大户，还是叶酸大户，它的高纤维能清除肠道脂肪，而且它含有一种槲皮素，对心血管系统很有益处。一碗熟芦笋不仅美味可口，还能为我们提供高达3.6克的膳食纤维。

4. 菠菜。菠菜不仅热量低，有助改变易胖体质，而且它的营养十分丰富：其根部含铁，叶子里含有维生素K、叶酸，而且还含有β-胡萝卜素，对于维护骨骼健康、凝血机制很有帮助。由于菠菜含草酸较多，有碍机体对钙和铁的吸收，所以吃菠菜时最好先用沸水焯软，捞出来再炒制。

✚ 温｜馨｜提｜示

▎喝出瘦体质

要想改变易胖体质，就要少喝含糖量超标的饮料。改喝"绿灯饮料"，比如苏打水加柠檬。具体做法就是在饭前喝苏打水加柠檬。饭前喝苏打水能促进胃肠蠕动，使得胃肠保持最佳状态，而且在其中加入柠檬汁会让体内的乳酸排出量增加，血液更加清爽，有助于脂肪、糖分的分解。而且，苏打水之类的碳酸水有助于提高新陈代谢，它进入体内后，体内的二氧化碳含量增加，虽然是短暂状态，但是身体本能意识到此时处于缺氧状态，于是负责输氧的红细胞就会开始活跃流动，从而促进血液循环。

如果觉得喝苏打水麻烦，建议大家试一试白水减肥法。人体水分不足会导致代谢异常，形成易胖体质。所以在减肥中，水分是不可或缺的。每天早上起床和晚上睡觉前各喝一杯（250毫升），每次吃饭喝250~350毫升。此外，上午和下午分别喝330毫升。当然，喝水减肥必须要建立在一日三餐好好吃饭的前提下，只喝水是不行的。

要想变成瘦体质，一日三餐的饮食重点就在肉油主食。因为这都是脂肪大户，尤其是油。顾中一营养师为高圆圆推荐的是菜籽油、清油，因为它是"平民的橄榄油"，它与橄榄油的成分类似，甚至单不饱和脂肪酸还略多一些。菜籽油还是最容易消化的一种油，它在人体内的消化吸收率可以达到99%。

✚ 实│用│妙│方

微断食减肥法

现在有种比较流行的减肥法叫"微断食"，就是利用周六、周日少吃一些，给肠胃"放假"，这么做不仅减肥，还利于体质本身变"瘦"。方法很简单，就是喝流食，流食分为三种，第一种是酸奶，第二种是苏打水，第三种就是蔬果汁。但是，不能天天喝，我们最多只喝2天。具体操作如下：

时间：周末2天。

原理：用食物燃烧多余脂肪，让交感神经活跃，变成易瘦体质。

材料

酸奶600毫升，五谷粥或者糙米粥1人份，碳酸水加柠檬汁，清汤或者蔬果汁，豆奶，普洱茶。

做法

周末早、午、晚餐：120毫升含益生菌的酸奶、普洱茶、蔬果汁（鲜榨）。

周日早、午餐：120毫升含益生菌的酸奶、普洱茶、蔬果汁（鲜榨）。

周日晚餐：一碗五谷粥或者糙米粥。

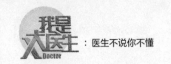

注意事项：每次补充300毫升水。

在微断食中，一天蔬果汁的构成：胡萝卜半根、苹果半个、西红柿半个、香蕉半根、油菜或者是菠菜适量、纯豆奶200毫升、清水300毫升。除香蕉外均不去皮。

06
CHAPTER

最易被忽略的疾病，
你有几种

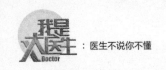

 # "屁事儿"也是事儿

"屁乃人生之气，岂有不放之理？"这是我们常拿来调侃的话语。殊不知，俏皮话里也有真理。"屁事儿"也是事儿，屁要是排放不畅，那也是会出人命的。排气不畅多表现为腹胀，短则数天，多则经年累月。但腹胀并非只是"吃多了"的小意外，它很可能还预示着肠道菌群已经失衡，身体正在遭受全面的损害。常年有腹胀习惯的人，往往会演变为肠炎、肠梗阻，甚至是肠癌，千万不能掉以轻心！

✚ 健|康|顾|问

肚子胀气也能要人命

悦悦开心地说："今天开场怎么这么梦幻呢？好多泡泡。"

王成钢则一脸认真地回应："我只讲究科学，不讲究浪漫。现在请大家把这个满是泡泡的舞台想象成自己的肚子。"

悦悦撇撇嘴："王成钢你有没有情调？居然把这么好看的演播厅比喻成肚子。"

王成钢依然不改认真的神色："因为我们每个人的肚子里都有这样的气泡。"

悦悦："你肚子里才有这么大的气泡呢！"

王成钢无奈地叹道："悦悦，我真是为你的智商着急。"

李建平："悦悦，我们每个人的肚子里的确有不少气泡。"

悦悦一脸惊讶："真的吗？真实的肚子的气泡是什么样的？"

李建平："就像我下图这个X光片，这些小白点就是存在于我们肠道里的气泡。可别小看这些气泡，一旦它们增多到一定程度，就会危及我们的生命。"

悦悦有些疑惑："气泡增多应该只是肚子胀气吧，很多人都有过类似经历，但有那么可怕吗？"

李建平："是的，我们几乎每个人都发生过肚子胀气的经历，但很少有谁会仅仅因为胀气就去医院检查，多是休息一下就过去了。"

王成钢："是的，但有的人就是因为这种想法，差点要了自己的命。62岁的刘女士多年来一直腹胀，但却从未引起重视。这天，她腹部突然出现剧痛，家人将其紧急送往医院，医生诊断结果显示，其肠腔内存在大量气体，若不及时进行手术，将危及生命。"

栾杰点头："是的，我做住院医生时，也曾遇到过一个类似的病例，和刘女士不同的是，这是一位30岁，很健壮的小伙子，他被送来时已经休克了，腹部也是十分肿胀，像钢板一样硬。检查发现他'一肚子气'，导致大面积肠坏死，最终死在了手术台上。"

悦悦："真没想到这么恐怖。"

栾杰："每个人肚子里面都有气，这些气一旦积聚过多，又排不出去，那可真得小心了。"

✚ 病│理│常│识

▍胀气源自便秘吗

很多人不知道人体肚子里的多余的气都是从哪里来的，有人觉得是便秘引起的，是宿便发酵产生的。其实，宿便这个概念本身就是错误的。举例来说，当一块牛排进入胃之后，会有大约3升的盐酸围攻过来，把它"扁"成糊状。30分钟后，食物糊光临小肠，小肠马上开始吸收其中的营养，并将之送入血流。随后，剩余的渣滓会进入下一站：结肠。等结肠将所有剩下的液体吸收得一干二净，渣滓就开始凝固成粪便。这些废物要花1~2天才能从结肠慢慢蠕动到"下水道系统"，平均时间是24个小时左右。也就是说，人体中的粪便都要在肠道中待超过24个小时，并没有"宿便"一说，医学字典里更是没有这个概念。

便秘的确是肚子胀气的重要原因之一。不过，产生气的不是粪便，而是肠道细菌。住在肠道里有三层细菌：最下层是益生菌，最上层是有害菌，中间层则是大肠杆菌，它是墙头草，谁强就帮谁。正常情况下，肠道中的益生菌是有害菌的1千万倍。随食物进来的"路过"的那些有害菌也都随着粪便排出体外。而发生便秘后，粪便堵住肠道，肠道环境被改变了，"过路菌"和最上层有害菌开始大量繁殖，有害菌里的产气菌就会产生大量毒气。这些毒气若是排出去的小于不断产生的，我们就会持续胀气。

更可怕的是，这些有害气体不会乖乖待在大肠里，它若是出不去，就会上行

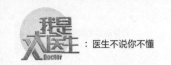
到小肠，小肠"一视同仁"，把这些包裹着有害菌的气体吸收进入血液，这些毒气和有害菌就跟着血液循环全身，流过哪个器官，就使哪个器官受损，引起疲倦、肌肤干燥、头痛、呕吐等一系列身体不适。长此以往，我们整个身体都会遭受严重的伤害。

便秘造成肠道菌群失调，菌群失调又会加重便秘，这是一个恶性循环。很多人肚子一胀就吃各种药，甚至灌肠，这些都会加重菌群失调，反倒使胀气更严重。需要注意的是，如果你的腹胀是菌群失调造成的，那它一定不只是发生在饭后短暂的时间里，一般是在饭后5个小时后，甚至是全天候的，而且拍肚子时会发出一种嘭嘭的、比较闷的"鼓声"。如果你满足上述症状，就需要去医院进行详细检查了。

✚ 专|家|讲|堂

腹部积气怎么办

王化虹 北京大学第一医院消化内科主任

释疑

长期腹胀、腹部积气不可小觑。开头那位刘女士正是我诊治的，她最开始只是觉得腹胀，以为是吃多了，但后来却发现一天比一天严重，后来觉得右下腹又痛又胀，找到我时，我给她做B超后发现那个部分都是气，下面右图的阴影部分就是刘女士体内的积气。

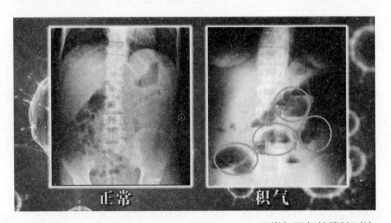

▲ 正常与积气的腹腔对比

看到她肚子里全是气，我担心是不是阑尾炎，但进行手术的时候发现她的阑尾已经坏死了，里面那段肠子基本已经腐烂，术后检测表明，她还患上了肠癌。

这位刘女士的肠道就像下图这样，是一个狭口的漏斗，大量的气体聚集在上面，等待排出，但下面的出气口只有这么小，上面气出不去，就越积越多。

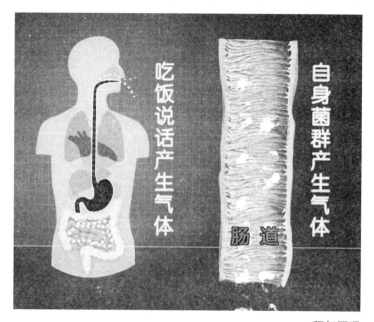

▲积气原理

当这个漏斗的小口完全堵死后，就会出现肠梗阻、肠坏死，肠子渐渐变黑。此时若再不进行手术，人体就会出现休克，严重时即便剖开肚子，也救不活了。

要想判断自己的腹胀是否正常，除了前面提到的拍拍肚子听声音，还可以通过一个检测肠动力的小测试，来探知肠道菌群有没有出问题。这个原理是肠道菌群失衡除了会引发胀气，还会导致肠动力不足。肠道运动是有一定周期的，小肠的运动基本上都是固定的，每分钟收缩11次；但大肠是不固定的，从3~4次到7~8次不等，因人而异。有些人我们称之为"直肠子"，就是指这些肠道收缩快。我们可以通过"氢呼吸实验"来判断肠道的运动能力。先服用小肠不能吸收的果糖，随后在仪器上吹气，检测氢气排出体外的快慢。氢气呼出去的时间越慢，表明肠道运动就越慢。肠道运动越慢，就表明肠道菌群越容易出问题。很多工作劳累、生活作息不规律的人，都容易出现类似问题。

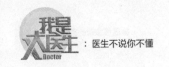

对症

多吃了产气的食物是导致我们体内积气变多的第二个重要因素，因此，要想避免胀气，就要先从少吃产气食物做起。

首先是豆子。我们常说："一个豆一个屁，十个豆一串气。"有人吃黄豆会排气，有人吃黄豆会打嗝，这是因为大豆中富含棉籽糖和水苏糖，但人体缺乏能够分解这两种糖的酶，所以这两种未经消化的糖类进入肠道以后，被肠道内的细菌所分解，就会产生气体。气体上行就是打嗝，下行就是排气。

除了"佼佼者"大豆之外，萝卜、洋葱、卷心菜、白薯、蜂蜜、韭菜、生葱、生蒜、芹菜等都是易产气的食物。吃萝卜胀气是因为萝卜含辛辣的硫化物，在肠道酵解后产生的硫化氢和硫醇会抑制二氧化碳吸收。但萝卜很特殊，它产气的同时又能理气，所以它产出的气体多裹着肠内废气一同被释放出去。不过，有不少人因为排气不通畅就总吃萝卜排气，结果前期效果不错，后期却反过来因为吃萝卜而造成胀气。所以，这方面要把握一个度。

有人贪吃，什么菜都不忌讳，如芋头瘦肉煲、土豆烧牛腩、萝卜炖排骨、拔丝红薯、南瓜饼之类的，简直是把产气食物来了一个"群英荟萃"。但是，这些丰富的淀粉、糖类外加上高脂肪的肉类，是很容易产生胀气的。尤其对一些胃肠功能不好或有胃病的人，更是如此。食用一定要适量，不宜多吃。

即便是肠胃健康的人，进食也要有度，比如爱美女士偏爱的、抗氧化作用很好、可以预防衰老的西蓝花，就不能多吃。以西蓝花为代表的十字花科类蔬菜，它的产气量很高，而且会造成排气味道偏重，也就是俗称的"口臭"和"放臭屁"。

除了食物，药也不能乱吃。有位老太太在腹泻、发炎、发热时连续服用了大量的抗生素，而抗生素的威力很大，它不管是有益菌还是有害菌，统统都杀死，结果就造成了菌群失调，产生腹泻、脱水、昏迷等一系列症状。因此，我们一定要严格把关如何使用抗生素。

腹泻药也要谨慎使用，它同样有破坏肠道菌群稳定的风险。

✚ 温|馨|提|示

小心隐性便秘

　　有人觉得便秘容易引起胀气，那只要能正常排泄，甚至有点腹泻，都可以高枕无忧了。其实，有一种隐性便秘更危险，它的表现不是拉不出来，而是腹泻。这在老年群体中最为常见，他们排出来的并不是粪便，而是来自小肠的液体。人体小肠里有10升左右的液体，当人体发生便秘后，大肠瘫痪无法蠕动，液体无法吸收，就顺势流出了体外，但大量的粪便还是留在体内并没有出来。这种情况往往连医生都很难判断是普通的腹泻还是隐性便秘。

　　按照国际标准，3天不排便就属于便秘，但按更严格的要求，一天排便次数超过3次属于腹泻，一周排便次数小于3次就是便秘了，这时候都要引起注意，便秘持续3天或腹泻持续1天的话就要尽快就医。因为越快治好，就能越早阻断带着有害菌的气进入血液，危害全身。

当心"死亡之屁"

　　因为进食不当而产生臭屁基本对身体没有太大伤害，但接下来要给大家介绍的几种屁可就关乎性命了。如果长期不明原因排出这种味道的屁，很可能是大肠癌的前兆。

　　首先是臭鸡蛋味道的屁，它预示的是大肠或胃肠道的肿瘤风险。因为这种味道是蛋白质代谢到最后已经腐败时才会产生的。

　　其次是臭鱼味道的屁，它预示着你的心脑血管可能出现了问题。有腥臭味的屁，说明这是伴有血的味道，这个血，就是我们的消化道出血。消化道出血导致血液积聚在患者肠道中，胃酸及肠道细菌把血液分解，会产生腥臭味。另外，腥臭味的屁还有可能表示身体心血管缺血的问题。胃肠道基本的运动都是靠平滑肌，而滋养肌肉的正是血管，一旦肌肉出现缺血的问题，平滑肌就很难正常工作，难以帮助肠道将气体排出。这些废气长期囤积在身体里，加之细菌发酵就容易造成腥臭味。

这种毛病要不得

　　近年来，让我们肚子里的气变多的最大原因既不是菌群失调也不是食物代谢，而是多发于年轻人群体的一个不良习惯，那就是吞咽空气。其实，我们人身

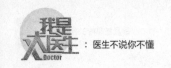
体里90%以上的气体都是通过吃饭、喝水、紧张时不自觉咽下去的。

当人吞口水的时候，也会同时把空气吞咽下去。吞口水的次数越多，进入人体的空气就越多。当人处于紧张、焦虑的情绪下时，就会不自觉地多次吞咽口水，久而久之，就会产生一种病，叫作吞气症。这在白领人群中最为常见，只是大部分人没把它当成一回事。吞气症的表现并不只是胀气，严重的还会出现心悸。

"食不言、寝不语"，要想远离胀气，有一个小窍门：一般舌头抵着下腭就容易咽口水，所以紧张的时候，我们可以用舌头抵着上腭，这样就不容易产生吞咽的动作了。

另外，还建议每天坐在办公室的白领们，饭后半个小时后可选择站立一会儿，不然长期久坐不动的工作模式容易使人体血液循环和消化系统发生障碍，既易形成肚腩，也会造成气滞。

✚ 实 | 用 | 妙 | 方

▎放屁也得"定量"

腹胀就要排气，排气最主要的方式自然是放屁，那正常人一天放多少屁算正常呢？研究表明，一个正常人一天会放出的屁量大概在500毫升，换算成次数的话，大概是14个。不过，我们自己真正感觉到的可能只有三四个，这是因为大部分屁都在排便和睡觉的时候排出去了。所以，如果你能明显感觉到自己每天放十多次屁，那就意味着你的体内很有可能有积气了。

▎多喝酸奶

面对各种原因导致的肠道菌群失调、体内积气过多，除了早就医、遵医嘱，改善日常作息以外，还有一个比较简单的辅助措施，就是喝酸奶。所谓菌群失调，多是有害菌兴风作浪，有益菌被打压，而酸奶中所含的有益菌数量是非常多的，多喝酸奶可以补充肠道有益菌，帮助恢复肠道菌群平衡。

不过，有的人可能有过这样的体验：肠胃不舒服，总排气时，若是再喝酸奶，排气的现象就会加重。这其实不必担心，因为补充有益菌之后，肠道菌群的"内部战争"自然就打响了，此时有益菌杀死有害菌，将其以气体形式排出体外，其实是一个调节的过程。坚持一段时间，等菌群调整好后，排气的量自然就减少了，肠胃也会重新变得舒服。

腹部按摩法

要想解决胀气问题，归根结底要靠肠道动力。这里为大家推荐一个加强胃肠道动力的腹部按摩法。

洗清双手，取仰卧位，双膝屈曲，全身放松，左手按在腹部，手心对着肚脐，右手叠放在左手上。先按顺时针方向绕脐揉腹50次，再逆时针方向按揉50次。按揉时，用力要适度，注意力集中，呼吸自然。

这种按摩法一般选择在夜间入睡前和起床前进行，若是能持之以恒，一定会收到明显的效果。因为现代医学认为，揉腹可增加腹肌和肠平滑肌的血流量，增强胃肠内壁肌肉的张力及淋巴系统功能，使胃肠等脏器的分泌功能活跃，从而加强对食物的消化、吸收和排泄，明显地改善大小肠的蠕动功能，有利于防止和消除便秘。不仅如此，按摩腹部还可以促进胃肠道黏膜产生足量的前列腺素，能有效地防止胃酸分泌过多，并预防消化性溃疡的发生。

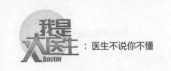

防微杜渐，小病引发"社交癌"

人人惧怕癌症，因为它死亡率极高，但有一种由日常小病引发的"社交癌"，居然比普通癌症更可怕。患者几乎无法正常生活，常有轻生的念头。这种小病是什么？"社交癌"又是否真有这么可怕？在它面前，我们又该如何预防和诊治？

✚ 健│康│顾│问

▌一种求死不求生的"癌"

悦悦一脸郑重："今天开场不开玩笑，因为我们要讨论的是一个严肃的问题——癌症。大家都惧怕癌症，因为癌症的死亡率非常高。但是，还有一种癌症是我们不太了解的，患有这种癌症的人，他们恐惧的不是死亡，而是活着。让我们有请今天的特殊嘉宾——糖糖。"

糖糖满脸愁容地挤出一丝微笑："大家好。"

悦悦关切地问："可能提到癌症，大家首先想到的是老人，但让我们所有人意外的是，您是如此年轻，可以冒昧地问下您的年龄吗？"

糖糖顿了顿："我今年32岁，我是2006年发病的，那时我才25岁。"

悦悦："这么年轻就会患上癌症？"

糖糖叹了口气："要是癌症就好了，死了也就死了，不至于像现在这样，已经活活受了7年的罪。"

悦悦："能给大家说说您的病情吗？"

糖糖："一开始我患过一个小病，因为很常见，就不太重视，简单去医院看了看，好了以后就没当回事，半年以后这个病复发了，而且越来越重。现在我的生活完全被打乱了，我原来是日语翻译，在外企工作，收入也不错，可是患了这个病以后就不得不辞职，只能整天待在家里，根本无法外出。最严重的时候，我想到过自杀。"

王成钢："糖糖患的这种病，我们可以称之为'社交癌'。患了这种病，我们就会渐渐丧失在社会上的基本交际、生存能力。"

悦悦："你是说'社交癌'是一种类似交流障碍的心理疾病吗？"

王成钢："不是，我们这里所说的'社交癌'，它最大的病症是憋不住尿。憋尿可能大家都体会过，比如因为什么事比较急，没时间上厕所，时间一长就有种憋不住的感觉。一般人只是偶尔会出现这种情况，但是'社交癌'患者则是频繁出现，频繁到正常人无法忍受的地步。有的甚至每十几分钟、20分钟就来一次。这样患者就基本丧失正常的社交生活了。"

栾杰："没错，患了这种病，你会觉得每天都是在抱着马桶生活，严重的人晚上根本无法正常入睡，久而久之，心力交瘁，就容易产生轻生的念头。"

✚ 病│理│常│识

▌什么是尿路感染

憋不住尿其实是一个非常普遍的现象，尤其是在女性群体当中。据统计，成年女性有38%存在憋不住尿的情况，随着岁数的增加，憋不住尿的人的比例在逐步增加，60岁以上的女性，有超过60%存在憋不住尿的情况。这样一个颇为普遍的现象是如何引起可怕的"社交癌"的呢？原因就是尿路感染。

尿路感染是一种像感冒一样常见的疾病，尤其是女性。90%以上的女性在其一生中都至少会患一次尿路感染。糖糖最初患的"小病"正是尿路感染，当时她觉得尿频尿急，还有尿痛，但是因为年轻，才25岁，而且去医院看完过几天就好了，所以压根就没引起重视。所以之后她复发，病情加重就是可以预料的事了。

据国际卫生组织统计，尿路感染目前是仅次于感冒的流行病，尿路感染也确实跟感冒非常相似。所谓"感冒"，医学上叫作上呼吸道感染，是细菌进入上呼吸道后感染破坏其内部器官造成的。而尿路感染的致病原理也是类似的，人的泌尿系统对外的通道就是尿道，细菌通过尿道口进入尿道，在尿道里繁殖，侵蚀尿道黏膜，此时你在排尿时就会感觉到疼痛，有时甚至还会有一种烧灼的感觉。细菌还会不断向上逆行，这样就进入到膀胱，使膀胱出现感染，这种感染会造成膀胱的损伤，引起各种可怕的后果，"社交癌"就是其中之一。

由于尿路感染是一个比较私密的疾病，所以很多人不好意思说，也不好意思去看，以至于耽误了病情，最终导致了不可挽回的可怕后果。其实，不管男女，无论老幼，尿路感染之后都有可能出现糖糖这种情况。不能趁早根治并规避病因

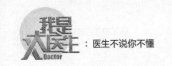

的话，说不定第二次复发时就会出现这种严重的后果。有25%的女性会出现反复的尿路感染，这个数据是非常值得警惕的。

✚ 专 | 家 | 讲 | 堂

"社交癌"的罪魁祸首

王建业 北京医院副院长，中华医学会泌尿外科专业委员会副主任委员

释疑

尿路感染可直接损伤膀胱的肌肉系统和神经系统，而且这种损伤是不可逆的。每患一次尿路感染，就会对膀胱产生一次不可逆的损伤，这种损伤多次叠加之后，就会产生严重的后果。

膀胱壁在没有尿液的时候厚约1厘米，有尿液的时候厚0.6~0.8厘米。我们都知道尿液是有腐蚀作用的，有些文物贩子还用它来给假文物做旧。而我们的膀胱之所以不惧怕带有腐蚀性的尿液，正是因为在膀胱壁的内层有一层保护膜，它保护着膀胱的肌肉组织。但尿路感染时，细菌会慢慢上行到膀胱，附着在这层保护膜上，不断滋生，形成一个个炎症点。这就像胃溃疡一样，溃疡点不断扩大，膀胱膜会慢慢溃烂。此时，充满细菌的尿液就会通过这些溃疡点腐蚀膀胱肌肉组织和神经组织。

我们之所以会有尿意，是因为当我们的膀胱里储满尿液时，它会向大脑发送信号，大脑收到信号后便指挥我们的身体去寻找厕所。但是，当我们的膀胱肌肉和神经系统受损后，发送的信号就会变得混乱无序。膀胱还没储满，就开始频繁地给大脑发信号，大脑接受了这个错误的信号，就会指挥我们去寻找厕所。

正常人大概要存储超过300毫升的尿液，才有排尿的想法，存到400毫升时才可能感觉到憋得慌。可如果膀胱的肌肉和神经被损伤，信号紊乱，可能膀胱还没有存到50毫升，我们就开始四处找厕所了，而这正是"社交癌"的罪魁祸首。

尿路感染是"社交癌"的罪魁祸首，那尿路感染又是由什么细菌引起的呢？

有一种非常常见的细菌，就是尿路感染的元凶之一。它可以附着在钞票上、鼠标上、门把手上，甚至我们呼吸的空气里。尿路感染80%都是由这种随处可见的细菌引起的。

这种细菌就是大肠杆菌。大肠杆菌并非天生的有害菌，我们肠道里就有很多大肠杆菌，它可以抑制其他有害菌生长，使肠道保持在一种平衡的状态里。但是，大肠杆菌一旦进入特定器官，就会变成致病的感染源，很多尿路感染就是大肠杆菌进入尿道并大量繁殖造成的。

对症

尿路感染既危险，又常见，有没有行之有效的规避方法呢？

有！那就是喝水。如果我们能保证一天6~7次排尿，就可以有效降低尿路感染的风险。正常人每次排尿约300毫升，就是说每人每天排尿要保持在2000毫升左右。因此，我们每天要保证摄入2000毫升的水，如果是容易出汗，或是有高血糖问题的人，摄入量要相对增加，每天保证3000毫升左右。

总量确定后，频率也要固定。很多人一次喝很多水，之后半天时间都不再喝水，这样的喝水习惯显然不好。建议大家每小时喝一次水，每次200~300毫升，这样可以保证排尿相对定期定量。尿路有害细菌被多次冲洗后，就无容身之所了。

需要特别提醒绝经期以后的女性。女性在绝经期后，患尿路感染的可能不但没有减少，反而增多了，原因就在于雌激素。雌激素对女性泌尿系统起到了非常大的保护作用，它可增加被称作抗菌肽的抗生素的产生，这种抗菌肽可以起到消炎杀菌的作用。雌激素充足，女性就不容易患泌尿系感染。而绝经后的女性雌激素水平降低，尿道黏膜上皮变薄，抗菌肽分泌也会减少，这时候尿道自洁能力降低，细菌就很容易在尿道内繁殖，引起尿路感染。因此，上了岁数的女性平时更要注意充分地饮水。

✛ 温｜馨｜提｜示

▌你是易感人群吗

有几类人比常人更容易发生尿路感染的情况。第一类是爱出汗的人。我们喝进身体的水通常会随着尿液排出体外，而出汗同样会使大量水分排出体外。爱出汗、频出汗，天一热，动一动就汗如雨下的人，他们的排尿次数就会减少。而排尿是人体防卫尿路感染的最佳途径，因为每次排尿不但会把尿液里存留的细菌排出体外，而且是对泌尿系统的一次清洗。据测算，一次排尿大约可以清除99%侵

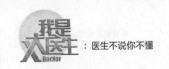

入尿路的细菌，极大降低了尿路被细菌感染的风险。排尿次数减少，就会使尿液在膀胱存留时间过长，膀胱和尿道细菌的繁殖时间就会增加，我们罹患尿路感染的风险就会增加。

第二类是高血糖的人。存在高血糖问题的人占我国总人口的12%，因此，这点不容忽视。高血糖的人一般尿里会存在糖，也就是尿糖含量高，而糖给细菌生长提供了很好的养料，尤其是糖尿病患者，他们不仅尿糖含量高，而且白细胞功能降低，不能准确及时地杀死细菌，这时候细菌很容易滋生，造成尿路感染。糖尿病患者尿路感染的发病率比正常人高5倍，尤其是女性，罹患糖尿病的女性，20％以上都有尿路感染的问题。

而且，这20%以上的人，都是无症状尿路感染患者。无症状尿路感染就是你没有出现尿频、尿急、尿痛这些症状，或说有这些症状但非常微弱，甚至无法觉察。但是，这并不表示此时你的膀胱就没有受到损害，伤害是一样的，只是更加隐蔽。

有血糖问题的人，最好保证定期验尿，排查尿路感染，一般1个月查一次即可。

厕所里的安全隐患

细节决定健康，生活中有很多毫不起眼的小地方，其实正是我们罹患种种疾病的罪魁祸首。尿路感染跟大家住宅厕所的布局，有很大关系。厕所的布局大有学问，你稍不注意就会带来种种意想不到的烦恼。

马桶和卫生纸的角度与距离就是个问题。很多人觉得：卫生纸当然要放在马桶边上，放到随手能够到的地方。相信大部分人家里的洗手间也的确是这样布置的，但这样的布局其实存在非常大的危险，它可能是你尿路感染的直接原因。

我们冲马桶时大肠杆菌很容易飞溅到空气中，漂浮在空气中的大肠杆菌又很容易附着在卫生纸的表面，并快速繁殖，所以，卫生纸离马桶越近，就越容易被大肠杆菌污染。卫生纸本身是干净的，但当我们习惯性将它放在离马桶非常近的地方，并且没有任何防护时，它就很容易成为"毒纸"。用了这样的卫生纸，我们的泌尿系统不受感染才怪呢。想要解决这个问题，最好把卫生纸放到厕所外面，上厕所之前撕一些，这样就能保证卫生纸不被大肠杆菌污染了。

家里如此，外面的公共卫生间更是这样。外面一般都是超大卷的卫生纸，放置时间长，细菌接触、繁殖的时间更久，而且几乎不会有人进行清洁，这样的卫生纸是最"毒"最危险的。因此，去公共卫生间最好使用自带的卫生纸。

贴身的威胁

除了厕所布局会导致尿路感染外，还有一个更直接的接触源会导致尿路感染，就是内裤。这点对女性而言风险更大，女性尿路感染的概率是男性的5倍，很大程度上由于内裤的问题。

女人的尿道比男人短，只有4厘米长，而且直径要宽很多。因此，女性尿道口很容易与内裤直接接触，所以细菌非常容易进入尿道，形成尿路感染。而且，因为女性尿道短而宽，所以细菌更容易逆行到膀胱，造成膀胱损伤，严重的会形成"社交癌"。

建议女性最好选择宽松一点的纯棉内裤，相对更透气，不利于细菌滋生。

除了内裤，卫生棉也是女性的贴身威胁。卫生棉看似卫生，但只要你不注意使用的细节，就会让它变得不卫生，反而增加尿路感染的可能。

首先是保质期。很多女士购买卫生巾的时候从来不看保质期。据统计，85％的女性觉得卫生巾是纸质品，长时间存放不会有问题，所以她们买的时候只挑品牌和型号，几乎没有人注意看包装上的生产日期与有效期。一般卫生巾的保质期是2~3年，超市往往会为那些即将到保质期的卫生巾做促销活动，很多女性为了图便宜，就一次买上几大包，但这种卫生巾因为临近保质期，其实并不健康。长期使用这样的卫生巾，极大地增加了尿路感染的可能性。建议女性随用随买生产日期较近的卫生巾，一般家里备着1个月用量(夜用与日用共20片)就够了。

其次是存储。在潮湿的夏天，卫生巾受潮后容易变质，使细菌侵入繁殖，即使不拆封也会被污染。所以，卫生巾需要在干燥、无菌环境中贮藏。但很多人觉得卫生巾这种东西放哪都不合适，所以习惯把它放置在潮湿、阴暗的卫生间里。这显然是最差的选择，卫生间本身细菌就比较多，又属于阴暗潮湿的环境，这种卫生巾是最用不得的。

小心物理损伤

之前的膀胱受损是从人体内部产生的、化学方式造成的损伤。但在一些生活细节中，我们的膀胱还会遭受来自外部的物理性损伤。

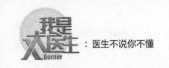

第一是皮带。

人体有三个腔：胸腔，腹腔，盆腔。其中腹腔紧贴着膀胱，所以人用力咳嗽的时候，肚子的压力增加，就会压迫膀胱，当压力超过尿道承受极限的时候，它就会漏尿。这样因为腹压的增加而导致的漏尿，在医学上有个专用名词叫作压力性尿失禁。当然，这种情况出现时，通常最多只是尿出来一点点而已。

皮带一般都是系在肚脐下方2厘米处，而此处正在膀胱上方，所以系皮带的松紧程度直接影响着腹压。有不少人身材发福，腰腹略粗，碍于面子却选择将皮带系紧以约束腰腹。殊不知，这样会直接压迫到膀胱。膀胱长期受到压迫就容易下坠，压力性尿失禁的程度和频率就会增加。最安全的皮带松紧程度是当我们系好皮带后，把手平放插进皮带与肚子之间，此时深呼吸不会感觉到憋气。

另外，男性皮带一般宽3厘米左右，女性的细一些，宽2厘米左右。但是不少女性为了配衣服，会选择很宽的皮带，还配上皮带扣，有的特别大，还是金属的，这样的皮带扣在你坐下的时候边缘正好顶在膀胱上，结果就是直接挤压你的膀胱。这些都是最不健康的佩戴方法。我们应该尽量选择细一些的皮带，宽松地系上。

而且，在我们坐下的时候，如果条件允许的话，最好将皮带松开一个孔，因为坐下时腹腔的空间变小，皮带会比站立时对膀胱造成更多压力。

第二，手持重物也会造成腹压增大。

很多人购物时怕麻烦，会选择一次性多买点。当你提着重重的袋子走路时，整个腹部都在使劲，无形中就增加了腹压。也正是因为这个原因，搬运工等重体力劳动者会比别人更容易产生漏尿的现象。所以，建议女性，尤其是上了年纪的女性，在购物时最好一次少买点，而且最好拉个购物小车，不要手提。

第三，是女性钟爱的修身美体的"塑身衣"。

穿上塑身衣，赘肉被收进去，体态自然更纤美。但赘肉并没有凭空消失，它是被收进腹腔了，收进腹腔的赘肉占用了空间，挤压了肠道，造成腹压直接增加。而且，这样的压迫是从四面八方袭来的，不像皮带只是一条环状压力，这样最容易造成压力性尿失禁。长期穿束身衣，甚至会导致膀胱在巨压下移位。

需要提醒女性朋友的是：男女在生理构造上的差异决定了女性更要注意对膀胱的保护。男性从膀胱到尿道口有将近20厘米，而女性从膀胱到尿道口只有短短的4厘米左右，既直且宽。

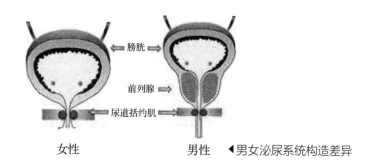

膀胱

前列腺

尿道括约肌

女性　　　　　　　　　男性　◄男女泌尿系统构造差异

而且，女性的尿道没有完整的括约肌，即没有强有力的"阀门"，所以相对容易产生尿失禁。健康女性之所以不会漏尿，是因为盆底的肌肉向各个方向扯着尿道，周围控制尿道弯曲的肌肉，就像一根根皮筋拴住了一扇门板，当它紧实的时候门是可以紧闭的。但若是长期遭受过高的腹压，"皮筋"被迫松开，尿液便失去了阻碍，很容易漏出。因此，强烈建议女性不要穿紧身衣裤，束紧身腰带。

孕妇的难题

前面提到，盆底肌肉是控制漏尿与否的"门栓"，而造成盆底肌肉松弛的最常见的原因就是怀孕生产。怀孕后，婴儿极大地增加了腹压。婴儿越大越重，对孕妇盆底肌肉的损伤也就越大，而且，这种损伤在自然生产的时候最为严重。

一般来说，4千克以下的胎儿对孕妇盆底肌肉的损伤还可以接受，4.5千克以上胎儿造成的伤害就相当大了。从生孩子角度上我们主张自然生产，因为自然生产的过程里，婴儿的肺通过挤压，会将原来子宫腔里含的羊水挤出，减少窒息风险，发生肺炎的情况也会减少。但这挤压对母体却是一种伤害，婴儿过大过重，会让母体的盆底肌肉失去弹性，从而容易形成漏尿。

因此，建议怀孕妇女在孕期不要因为担心营养不够而盲目进补，这不但容易出现妊娠期糖尿病，而且容易造成胎儿过大过重，对自然生产的孕妇是一种巨大负担。另外，建议女性第一次生产最好在35岁之前，超过35岁，女性盆底肌肉的损伤就会很难恢复。

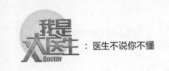

✚ 实|用|妙|方

▌洁厕妙招

　　厕所布局中有一个危险因素经常被大家忽视，这就是马桶和淋浴喷头的距离。马桶是大肠杆菌聚集的地方，是厕所的污染源。而潮湿的环境有利于细菌，尤其是大肠杆菌的生长。喷头离马桶过近，洗澡会造成马桶的潮湿，有利于大肠杆菌的生长。久而久之，洗澡就成了一件风险很大的事。

　　面对这种风险，有人会说：我家又不是豪宅，厕所就这么大地方，还得兼顾洗浴，怎能保证马桶和喷头的距离呢？其实，不需要豪宅，我们一样能拥有一个相对安全的厕所环境。秘诀就在清洗马桶的方法，直接从源头解决问题：首先，把卫生纸平铺到马桶上，包括马桶内壁，然后在纸上均匀洒上稀释比例为1：50的清洁剂，如84消毒液。这样消毒液能长久地留在马桶上，达到最佳杀毒效果。静置5分钟后将纸撕下，之后再用清水清洗一次马桶即可。需要注意的是，由于马桶座圈会接触我们的皮肤，为了避免消毒液刺激皮肤，马桶座圈最好改用浓度为75%的酒精来清洁。这种清洁方法最好保持3天一次，这样就可以有效地避免马桶上的细菌滋生。

　　另外，很多人嫌马桶座圈太凉，尤其是冬天，他们会在座圈上套一层棉质的马桶垫。殊不知，马桶垫也是一个风险源。每次冲便的时候，很可能会有水珠溅到马桶垫上，大肠杆菌就会在马桶垫上繁殖，马桶垫将直接接触我们皮肤，我们的皮肤又会污染我们的内裤——此时，尿路感染的风险就加倍了。而且，相比座圈而言，马桶垫更适宜细菌滋长。因此，我们不建议大家使用马桶垫。

▌孕妇福音

　　前面提到孕妇在生产后，盆底肌肉会不可避免地变得松弛，其实，有一种方法可以有效地恢复盆底肌肉的弹性。这种方法被美国医疗界普遍应用，美国医保明确规定，每一位生产后的女性都必须要经历这样的康复治疗。这种康复治疗并不复杂，它是一组动作，我们在家就可以做。而且，这套动作适合所有人，不管你是否生过孩子。

　　取仰卧位，双腿半屈，臀部往上抬，保持2秒左右再放下。

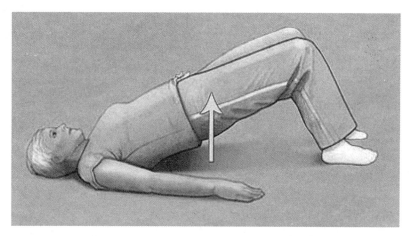

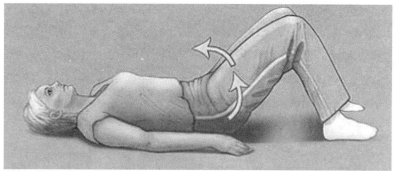

▲ 盆底肌肉锻炼法

这套动作，非产妇每天2组，一组20次，即可有效锻炼盆底肌肉，预防尿失禁。产后孕妇可适当增加运动量。

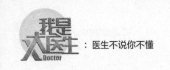

烟民，是时候管管自己了

　　大家都知道吸烟有害健康，但对"烟害"的程度却没有清醒的认识。香烟中含有4000多种有害化合物，在35平方米的房间内点燃2根烟，室内空气的污染程度将瞬间赶超重度雾霾。我国每年有100万人因吸烟或被动吸烟造成的相关疾病死亡，其中不乏"烟民"的家人。所以，吸烟不仅是个人的不良习惯，更是一家人的健康隐患。为人为己，烟民都应当及时制订计划，科学戒烟。

✚ 健│康│顾│问

▌吸烟甚于雾霾

　　李建平有点疑惑地问："今天我们大医生组合少了一个人，王成钢在哪儿呢？"

　　悦悦一脸高兴地说："今天舞台真宽敞，谁还管他在哪呢！"

　　栾杰："成钢正在体验一种极度危险的生存环境，就在我们旁边的这个恐怖小屋里。"

　　王成钢戴着防毒面具，用力砸门："放我出去！放我出去！"

　　悦悦面露不屑："王大夫，你太没诚意了吧！你自己说要进去体验的，还带个面具？"

　　王成钢依旧猛敲门："快放我出去，我受不了了！"

　　栾杰关切地说："快把成钢放出来吧，这个小黑屋很恐怖，只要在里面待一会儿，就会对肺造成非常严重的伤害。"

　　悦悦也收起玩闹的神情，正色说道："看看成钢手里的检测仪器，这个小屋子里PM2.5的值已经达到了6400微克／立方米，而我们演播厅里正常的PM2.5才125微克／立方米，相差500多倍！难怪成钢在里面要死要活的。"

　　李建平："想必大家已经闻到小黑屋里散发出的烟味了。但是，这间恐怖小屋里的烟，只是1盒香烟产生的烟雾。"

悦悦十分讶异："只有1盒吗？我以为至少有四五盒呢！"

李建平点点头："1盒烟的烟量已经是极限了，在这么小的房间里如果有四五盒烟的烟量，即使戴着防毒面具，我们也不会让成钢进去的，太危险了。"

栾杰适时补充道："这还真不是开玩笑，我们请朝阳医院的相关专家用小白鼠做过实验，10根香烟即可造成10只小白鼠死亡。也就是说，1根香烟就可夺取1只小鼠的生命。"

王成钢此时也缓过气来，加入讨论："是的，烟草是造成室内PM2.5快速升高的第一大元凶。在室内吸1根烟，即可使室内空气PM2.5的浓度远超出美国环保总署标准中的危险水平。在35平方米的室内密闭环境中，一名吸烟者点燃烟卷后，即可导致室内的PM2.5浓度从30微克／立方米上升到400微克／立方米，发生根本性改变；当第二名吸烟者点燃烟卷时，室内的PM2.5的浓度将从第一根烟点燃后的400微克／立方米快速上升到800~1200微克／立方米。"

李建平："大家可能对这个数据没有直观印象。以2012年12月11日的北京空气质量为例，即使北京在11日达到严重污染级别时，东四环等监测点的PM2.5指数也就接近900微克／立方米，而当35平方米的室内同时点燃3根烟时，PM2.5指数则是它的2倍多，对人体的伤害比重度雾霾还大。"

✚ 病│理│常│识

▓ 吸烟的危害究竟有多大

香烟中含有4000多种有害化合物，其中包括我们都知道的尼古丁，尼古丁是杀虫剂和熏蒸剂的主要原料。香烟里还有铺马路的原料之一：焦油；汽车尾气的主要成分：一氧化碳（固体）；工业燃料与假酒的原料：甲醇。若是将这些物质混合在一起，想必没人愿意喝，哪怕一口，但制成香烟，很多人却趋之若鹜。

我国每年有100万人因吸烟或被动吸烟造成的相关疾病死亡，尤其是肺癌。但可能大部分人不知道，吸烟有时还能让人"断手断脚"。46岁的烟民老周有一天突然感到手指头感染似的疼痛难忍，不久手指前端便坏死了。接着，他的脚面也出现同样的症状，经诊断，他得的是闭塞性脉管炎。自此以后，为了控制病情，他总共截了十几次肢。他既懊悔又痛苦："早知道连手指头、脚趾头都没

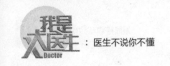

了，这烟我早戒了！"可是，这样的懊悔却换不来老周的健康手脚。

临床上发现，90%的脉管炎患者都有吸烟病史。除此之外，香烟烟雾中还含有69种已知的致癌物，吸烟会增加多种癌症的发病概率，如肺癌、消化道癌症、泌尿系统癌症等。其中，统计显示85%的肺癌与吸烟有关。

另外，在众多冠心病危险因素中，吸烟也是最主要的一个。与不吸烟者相比，吸烟者的患病率及病死率要高出2~6倍，且与吸烟数量呈正相关。吸烟不但能引发并加速动脉粥样硬化进程，还能直接引起冠状动脉痉挛及心肌损伤。

对女性而言，长期吸烟还会降低女性受孕概率，影响胎儿生长，甚至导致流产。

对于连续吸烟超过20年的老烟民，他们的身体问题几乎"病入膏肓"了，下图是人体正常的肺和一位烟龄30年患者的煤渣肺。

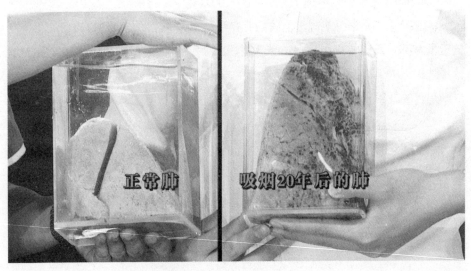

▲ 正常肺与煤渣肺

所谓煤渣肺，即肺的颜色为黑色，表面和内部遍布又黑又硬的结节，就像铺路的煤渣一样。一旦烟龄超过20年，煤渣肺将不可避免。

✚ 专 | 家 | 讲 | 堂

▎比肺癌更可怕的慢阻肺

童朝晖 北京朝阳医院副院长

释疑

吸烟是造成肺癌的一个高危因素，但是很多烟民更相信孤例，他们会举证说："你看隔壁老王，他抽了一辈子烟都没得肺癌！"且不说这种论证方式并不严谨，退一步说，吸烟就算不能100%导致肺癌，其危害也是不容小觑的。

有一种由吸烟导致的非常痛苦的，甚至让患者生不如死的疾病。这种疾病只要你吸烟，最终几乎都会得，这就是慢阻肺。

慢阻肺全称慢性阻塞性肺病，是一种以持续气流受限为特征的疾病，与气道和肺组织对烟草烟雾等有害气体或有害颗粒的慢性炎症反应增强有关。慢阻肺是一种破坏性的肺部疾病，跟糖尿病、高血压一样，至今没有完全治愈的方法，只能缓解。末期慢阻肺患者只能通过插管、输营养液来维持生命，不能吃，不能喝，不能下床，不能说话，与植物人无异。

很多慢阻肺患者都跟我说，真不如让我得肺癌死了痛快。慢阻肺的确让人生不如死。目前，慢阻肺已经成为与艾滋病并列的第四大死因，90%的慢性支气管炎、肺气肿都会发展成慢阻肺。我国有8.2%的人患有慢阻肺，每年因慢阻肺死亡的人数达到100万。值得注意的是，年龄在40岁以上，吸烟史大于20年，每2个人中就有1个人患慢阻肺，而如果是65岁以上，吸烟超过30年，90%的人都会患慢阻肺。而且，对于不吸烟的人，如果每天生活在二手烟的环境中，同样也是慢阻肺的高发人群。

更可怕的是，患了慢阻肺，在10~20年的时间里，患者有可能发展成为慢性肺源性心脏病，出现全身水肿，肝脏淤血、肿大，甚至出现淤血性肝硬化以及严重的心、肺功能障碍。

慢阻肺如此可怕，而吸烟正是一切支气管疾病的发病因素之一，是慢阻肺的重要致病因素。在我们的气管上有负责过滤有害颗粒的纤毛，正常情况下，纤毛可以随着气流来回摆动，以阻碍有害物质进入人体。而长期吸烟会导致气管纤毛和一系列组织受到损伤，使纤毛的摆动变小甚至不摆动，这使得烟里本来就有的

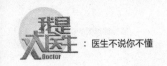
诸多有害物质更加横行无阻，慢阻肺也就"指日可待"了。

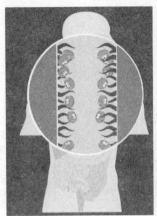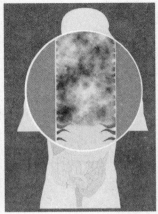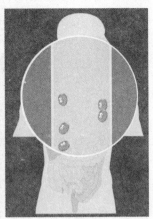

▲ 气管纤毛受损过程

对症

慢阻肺的主要征兆是咳痰，有很多吸烟者把咳嗽、咳痰当成一个很普通的症状，但如果你每天吸1盒烟，烟龄超过20年，现在还伴有咳嗽、咳痰的症状，那你就得小心了。如果是资深烟民，你咳痰咳的是白色泡沫痰，每年连续咳痰时间超过3个月，连续咳痰超过2年，那很有可能已经患上慢性支气管炎、慢阻肺。

慢阻肺的第二个征兆是喘憋，主要表现为：走路慢，走不过同龄人；爬楼爬两三层憋气就不行了，即活动耐力下降。而且这种现象会逐渐加重，感觉时时刻刻都在喘，吃饭喘，穿衣服喘，上厕所喘，甚至两句话没说完就开始喘了。他们的呼吸就像我们正常人把头伸到柴火堆中一样，呼吸的时候总感觉有东西呼着鼻子和嘴，必须用力挣扎才行。

预防慢肺阻最经济有效的方法只有一个，那就是戒烟。戒烟的方法有千万种，但最重要的，就是克制欲望。香烟中的化学物质能让我们的大脑感到"舒服"，这和吸食海洛因等毒品的原理是一样的，香烟释放的类鸦片化学物质让你很难戒掉。与不吸烟的人群相比，有20%~30%烟民大脑中控制情绪和欲望的区域会受到不同程度的影响。

戒烟时，我们身体清除血液中的尼古丁需要好几天时间，而其中戒烟第3个小时、第12个小时，以及第3天，这三个时间段由于清除尼古丁达到高峰，所以是最难熬的。若能在这三个阶段克服欲望，坚持不复吸，我们的大脑就不会再依

靠香烟而感到"舒服"，我们也能顺利地逃脱烟害，远离慢阻肺等可怕的
疾病。

✚ 温│馨│提│示

▌三手烟防不胜防

有很多烟民相对还是比较"自觉"的，他们担心在家里吸烟会影响家人健
康，因此每次吸烟都会去走廊、阳台，吸完再回家。他们以为这样就可以避免家
人吸到二手烟，殊不知，这样做其实无济于事。只要家里有烟民，家里就一定会
沉积很多伤肺甚至致癌的物质。

有一位烟龄10年的老王，他每次吸烟都到走廊，吸完再回家。我们对老王家
的沙发垫进行取样，然后置于亚硝酸的环境中——亚硝酸普遍存在于空气中，是
燃气的主要成分。结果显示，沙发垫上残留的尼古丁和空气中的亚硝酸反应生成
的亚硝胺含量是20.6纳摩尔，比烟草自身存在的亚硝胺含量（4.8~8.9纳摩尔）还
要高出四五倍。而且生成速度更快，亚硝胺是强致癌物，是最主要的化学致癌物
之一，是四大食品污染物之一。流行病学调查表明，胃癌、食道癌、肝癌、结肠
癌和膀胱癌等都与亚硝胺有关。

这是对烟民的家人造成隐形伤害的罪魁祸首——三手烟。很多烟民有意识地
去避免家人吸入二手烟，却对三手烟毫无察觉。三手烟其实就是吸附在衣服、头
发和皮肤表面的烟草残留物。它会随着吸烟者的日常生活蔓延到家里的墙壁、沙
发、地毯、床等几乎所有地方，而这些残留物与空气中无所不在的亚硝酸发生反
应，就会形成致癌的亚硝胺。试想一下，烟民家里几乎弥漫着亚硝胺，它通过每
次呼吸进入烟民家人的身体中，对其健康造成持久的伤害。

家里有婴幼儿的就更危险了，他们不仅呼吸着空气中的亚硝胺，还在烟民
"污染"过的沙发、床上打闹，直接接触香烟里的各种有害物质。由于婴幼儿和
儿童体重相对成人低，免疫系统较脆弱，吸入这些有害物质后，最直接的后果就
是引起他们的呼吸系统问题，像急性支气管炎、哮喘等。另外，环境中的烟草残
留物还会对儿童的神经系统、循环系统等造成很大的危害，影响小孩的心智发育。

有研究就表明，父母在其身边吸烟的婴儿体内尼古丁含量最高，多于不吸烟
家庭婴儿近50倍；父母若在室外吸烟，婴儿体内尼古丁含量仍会比不吸烟家庭婴

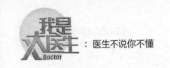
儿高出7倍。所以，简单地将孩子与二手烟隔开，并不能真正地保护孩子。只要你吸烟，你的家人，尤其是小孩，就一定会受到影响。

对此，唯一的解决办法就是彻底戒烟！

清除三手烟

三手烟清除起来非常麻烦，香烟的残留气味和残留物通常会滞留数天至数月，只有对房间进行彻底打扫，才能有效去除这种有害物质。

一般人会选择常规清洗，把家里的床单被套、沙发垫、沙发套，还有窗帘等与布相关的东西都洗一遍，再把沙发底下、床底下、电视后面、冰箱后面等特别容易藏污纳垢的"死角"清理一遍。不过，常规清洗的效果并不完美，因为烟草残留物不像一般的灰尘，用清水很难清洗干净。最好将喝过的茶叶泡在水里，用它来清理，因为茶叶有很强的吸附作用，能有效吸收烟草残留物以及空气中已经合成的硝酸铵。

只是，即使把家里所有家具、所有死角、所有物品都清洗一遍之后，我们要做的工作量也不过只完成了1/3，因为清理三手烟的主战场在墙面和天花板。经常在家吸烟的人，他家的墙壁和天花板一般会变得特别暗淡，那就是烟草残留物的"杰作"。如果家里墙壁贴的是壁纸，就要把壁纸换掉。如果墙面不能清理，那只能凿除重新刷漆，天花板也是一样，这么做虽然麻烦，但为了家人的健康，却是必须的。

为了进一步保证清理效果，建议老烟民在家里买一台空气净化器。

另外，三手烟并不只存在于烟民的家里，他们长期待过的地方都会受到烟草残留物的污染，比如车内、酒店、工作台，等等。所以，需要清理的并不只有住宅。根本的解决方法还是戒烟。

成功戒烟好处多

戒烟是一个非常艰难的过程，没有强大的意志力很难做到。但是，成功戒烟之后，人的整个精神状态和身体功能将会完全不同。

首先，是改善肺部。肺部的更新速度很快，戒烟后肺部炎症将会迅速减轻，肺部纤毛不再被麻痹，重新投入到保卫人体的工作中去。肺部纤毛可以在戒烟几天后就开始自我修复，几个月后就能恢复正常功能。

其次，是改善心脏。对烟民来说，比起吃药，戒烟可以更有效、更长远地降低患心脏病的风险。吸烟，心脏会出现凝血、血管收缩等一系列问题，戒烟后心脏的血液循环系统将逐渐恢复到正常水平。

再次，是美白牙齿。老烟民的牙齿一般是黑色或黄色的，这是因为尼古丁能让牙齿变黑。不仅如此，它还会在牙齿上逐渐形成一层膜——细菌的温床，使得我们牙齿松动，咬合无力。戒烟后，我们的牙齿将会变白，也变得更加坚硬。

最后，对女性烟民来说，戒烟还有一个很大的好处，就是改善皮肤。香烟中的一氧化碳、尼古丁、甲醛、氢化氰等有害物质会跟随血液流入皮肤组织，影响皮肤组织代谢，减缓其更新速度。国外做过一项关于吸烟对相貌影响的调查，他们选取了几对双胞胎，其中一人吸烟，另外一人不吸烟，结果显示：双胞胎中吸烟的人比不吸烟的人衰老得更快。

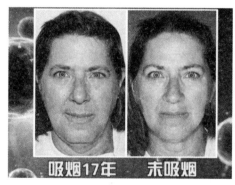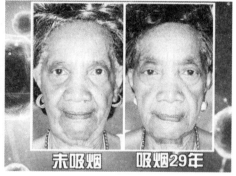

▲ 吸烟与不吸烟的双胞胎对比

第一对双胞胎中，吸烟的人嘴唇出现纵向皱纹，显得比不吸烟的老很多。第二对双胞胎中，吸烟的人眼角出现很夸张的眼袋，比不吸烟的看上去憔悴很多。

正常来说，在戒烟3天后，尼古丁清除量达到峰值，这时我们通常会感到头痛、恶心或烦躁。不过，身体中一氧化碳含量已经恢复正常。1~9周后，咳嗽和气喘症状都会消失；剧烈运动时，肺也不会有"烧灼感"了。1年后，与吸烟者相比，我们患心脏病和各种癌症的概率将会减半。如果在30岁以前戒烟，我们的生活质量就可以恢复到和非烟民一样。

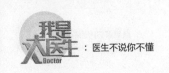

8020：牙齿的长寿秘诀

世界卫生组织在2001年向全世界公布了一个口腔健康的标准：到你80岁的时候嘴里至少还有20颗健康的牙齿。这个标准被称作8020。很多年轻人会觉得，掉一两颗牙其实没有多大关系。但是，如果掉牙是由牙周炎造成的，那表明我们身体还存在其他健康隐患，因为牙周炎并不只在口腔"作威作福"，它还会引发我们全身的各种疾病。所以，这个口腔健康标准代表的可不只是牙齿的健康，它还是你身体功能的风向标。

✚ 健│康│顾│问

▌媲美钻石的牙齿

王成钢郑重地掏出一个小盒子："悦悦，今天我要给你送一份珍贵的礼物，它是一种特别坚硬的石头，很多人特意花高价去保存它，不少人还将它作为礼物送给别人。"

栾杰在一旁起哄："难道是戒指吗？成钢你这是要求婚的节奏？"

悦悦："我才不信，王成钢这么抠门。"

王成钢单膝跪地，打开盒子："这就是我送给你的礼物。"

悦悦哭笑不得："王成钢，你居然送给我一颗牙齿！"

王成钢："你可别小瞧这份礼物，这颗牙齿是我身体的一部分，它可以和世界上最硬的钻石相媲美，也算得上是一颗永流传。"

悦悦讶异道："牙齿很硬我知道，但居然可以媲美钻石？"

李建平："这还真有得比。钻石的硬度是10，是目前已知最硬的矿物，绝对硬度是石英的1000倍，刚玉的150倍。而牙齿则是我们人体最坚硬的器官，它的矿物成分主要为磷灰石，其硬度为5，同普通小刀硬度相近；而牙齿上薄薄一层的牙釉质，它的硬度已经和钻石旗鼓相当。"

悦悦："原来牙齿这么硬，那为什么我们还会掉牙齿呢？是什么让我们像钻石一样坚硬的牙齿不堪一击呢？"

栾杰："让我们坚硬如钻石的牙齿不堪一击的就是牙周病。据北京医学院口腔医院临床统计，门诊拔牙者中有1/3都是因为牙周炎。中国有80%的人患牙周炎，而牙周炎正是导致你以后牙齿保不住，要拔牙的首要元凶。有人喜欢镶牙，但若是患了牙周炎，你花再多钱镶嵌的牙齿也可能保不住，必须拔掉。"

李建平："是的，所以我们要是问，牙齿去哪儿了？答案是很多都被牙周炎带走了。"

栾杰："牙齿相当于一棵可以生长千年的大树，牙龈、牙周的环境就相当于滋养大树的土壤，如果沙土流失，大树自然不能存活。"

李建平："对！患上牙周炎，不仅是水土流失，它更像牙齿和牙龈'骨肉分离'。最后，牙齿就只能和我们的口腔说再见了。"

✚ 病│理│常│识

▌牙周炎的危害不容小觑

很多人会觉得，掉一两颗牙其实没有多大关系。但是，如果掉牙是由牙周炎造成的，那表明我们身体还存在其他健康隐患，因为牙周炎并不只在口腔"作威作福"，它还会引发我们全身的各种疾病。

首先是心血管病。医学研究表明：牙周炎会增加罹患心脏病的风险，主要是因为牙齿里的细菌会通过血液进入心血管，导致血管狭窄，甚至附着在心瓣膜上，造成感染性心内膜炎。国外有研究机构证实：牙周炎患者患冠心病的风险会增加14%左右。

其次是大脑疾病。牙齿的细菌不仅能进入心血管，还会进到脑血管，造成脑部疾病。

除此之外，病从口入，食物经过口腔，被牙周炎的细菌污染后再吃入胃里，自然又造成胃部的感染。牙周炎患者患胃癌的风险特别高，因为牙周炎患者口腔里幽门螺杆菌的含量很高，幽门螺杆菌不仅是导致牙周炎的致病菌，它若是进入人体的胃里，还会造成胃炎、肠炎、十二指肠溃疡，甚至胃癌。

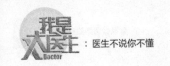

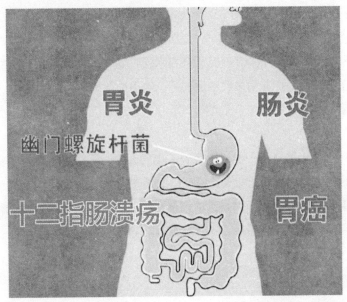

▲ 幽门螺杆菌危害示意图

　　牙周炎不仅损伤胃部，它还能感染胰脏。胰脏又是糖尿病的主战场，所以，牙周炎还会造成罹患糖尿病的风险增加。医学研究表明：牙周炎和糖尿病是双向的，也就是说，如果你有牙周炎，你患糖尿病的风险会增高；如果你有糖尿病，那么你也容易患牙周炎。

　　牙周炎的潜在危害远不止这些，它甚至和我们谈之色变的白血病有关。2013年，27岁的小李醒来后发现自己牙龈肿胀，还伴有出血等症状，他以为只是上火发炎，于是随便吃了些消炎药，却收效甚微。过了两天，他出现低热等症状，便去医院诊治，竟发现自己患了白血病。白血病的初期症状正是牙龈肿胀、出血，和牙周炎的病症几乎一致。因此，如果你的牙齿出了类似问题，可千万别掉以轻心！

✚ 专|家|讲|堂

如何预防牙周炎

栾庆先　北京大学口腔医院牙周科主任；中华口腔医学会牙周炎学专业委员会委员；北京口腔医学会理事

释疑

我们做过实验，对比牙齿与指甲缝内细菌含量，结果显示：1毫升唾液里即含有1亿个细菌病毒，口腔中大约有800种细菌的菌群，同时至少含有3种以上致癌病菌。而指甲中的细菌含量并不比牙齿多，甚至个别致癌物质含量还低于牙齿。

口腔里的细菌长期聚集、沉积，就会形成牙菌斑，不及时清理，容易导致牙周炎。

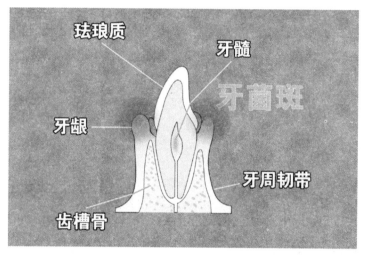

▲ 牙菌斑容易诱发牙周炎

牙周炎的第一个征兆是牙龈出血。很多人刷牙时都有过牙龈出血的经历，但很少有人会往牙周炎上想，多以为是自己刷牙力气太大，或者一时上火造成的。牙周炎患者在刷牙或者用力咬苹果，吃东西时都会有牙龈出血。

牙周炎的第二个早期症状是口臭。有一种物质叫作硫化氢，它产生的味道类似臭鸡蛋的味道，牙周炎患者口腔内的细菌也会产生这种味道。牙龈出血并伴有臭鸡蛋味的口臭，基本就可以确诊为牙周炎了。

口腔里潮湿的环境与温度最适合细菌繁殖，再加上咀嚼食物时遗留在牙缝里的食物残渣，这些残渣发酵产酸，为细菌提供了丰富的营养，就会形成牙菌斑。为了消灭牙菌斑，预防牙周炎，最好就是给口腔里的细菌"断粮"。

牙菌斑最喜欢的"食物"是糖和淀粉。吃糖和淀粉不会直接导致牙周炎，而是在口腔里和细菌生成一种牙菌斑最喜欢的酸性环境，促使细菌疯狂生长，造成牙龈出血、肿胀等症状，进而引发牙周炎。严重时，还会破坏固定牙根的骨骼，

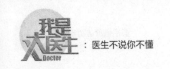

造成牙齿脱落。对于35岁以上的成年人来说，牙周炎是导致牙齿脱落的首要原因。

碳酸饮料都是高糖的，它不仅伤害牙周，还能腐蚀牙釉质，将牙齿最硬的外衣剥掉，软化牙齿，对牙齿的损害是最大的。我们把牙齿放在可乐里浸24个小时，拿出来时，牙齿里的钙离子被析出，牙齿脱矿，变得有些半透明。这种半透明可不健康，如果长期大量饮用碳酸饮料，牙齿就会变得和油条一样松软。如果一定要喝汽水等碳酸饮料，最好用吸管，并把吸管放在口腔较深处，尽量减少牙齿和牙龈接触饮料。

在我们的日常食物里，淀粉含量最高的是蚕豆，每100克蚕豆含淀粉85.3克；第二名是玉米，每100克玉米含淀粉85克；第三名是大米，每100克大米含淀粉80克。因为牙周炎，是否就要放弃这三种食物呢？显然不现实，淀粉最重要的是吃对时间，一天正常三餐，吃完漱口。不能吃完饭又吃零食，一直不停地吃，让口腔总处于牙菌斑喜欢的环境中。

对症

预防牙周炎的利器其实很简单，就是刷牙。

首先，是刷牙的次数和时间。正常人一天只在早晚刷2次牙。我建议一天刷3次牙最好，中午饭后在单位多刷一次牙。而且，最佳做法：饭前刷牙，饭后漱口。这是因为吃饭时，牙齿上的细菌会与食物发生反应，形成酸性物质，造成牙齿脱矿，致使牙齿变软。因此饭后刷牙会对牙齿造成损伤。饭前刷牙，饭后漱口则能最大限度避免这种损伤。

其次，是牙刷的挑选和使用。最好的牙刷是小头、软毛的牙刷。中国人口腔较小，为了将每个牙面都刷到，小头牙刷是最合适的。另外，牙龈是软组织，很娇嫩，如果用硬毛的牙刷，又刷得用力，会对牙龈造成伤害，易造成牙龈出血、溃疡等。所以要选择软毛牙刷，特别是末端磨圆的软毛牙刷。末端磨圆比直接横切的刷毛对牙龈的损伤更小。

现在有不少人会选择电动牙刷，认为它刷牙效率更高，还可以按摩牙龈消除炎症。但实际上，国外做过研究，发现电动牙刷与普通牙刷的刷牙效率是一样的，而且，如果有牙周炎，按摩牙龈是没有用的，反而会增加炎症风险。因此，最好还是选择普通牙刷。

刷牙时，其实不是去刷牙齿本身，而是刷牙齿和牙龈结合的部位。具体做法是：使用小头的软毛牙刷，将刷毛斜侧45°摆放，刷牙齿与牙龈交接的位置，一次刷2~3颗牙，小幅震动数次。保证每颗牙齿都能刷到，而且牙齿正反两面要用同样的方法刷。

牙刷每3个月就得换一次，否则牙刷上的细菌数量将积少成多。使用了1个月的牙刷上其实已经有大量白色念珠菌、溶血链球菌、肺炎杆菌等有害菌，使用3个月的牙刷的细菌数量更会成倍增长。另外，在这3个月中，牙刷放置时不能倒插在漱口杯中，因为潮湿的环境有益细菌滋长。再者，每次刷完牙之后，要将牙刷冲洗几次，并尽量甩去牙刷上的水分。最好定期用消毒药水浸泡牙刷，最大限度降低细菌滋生的风险。

最后，除了刷牙，漱口也很重要，因为漱口能把我们口腔里的软垢去除。软垢就是附着于牙面的柔软垢状物，呈黄白或者灰白色。软垢黏着力弱，容易被去除，用牙签就可以，用流水也行。对于软垢，过去人们以为是食物残渣堆积所致，近年来发现，就算清洗过的牙齿，数小时后还会出现软垢，而且就算在测试期间没有进食任何食物，还是会出现软垢，软垢的组成和牙菌斑相似，它不仅有大量的细菌生长和脱落坏死细胞所形成的有害物质，还混有上皮细胞、红细胞、白细胞、唾液蛋白和脂类物质。它的存在也会诱发牙周炎。

✚ 温│馨│提│示

▌健康口腔的标准：8020

口腔健康的标准，首先是没有炎症，没有牙龈出血、异味、肿痛等症状。除此之外，还有一个硬指标，就是到你七八十岁的时候嘴里至少还有20颗健康的牙齿，这个标准被称作"8020"。世界卫生组织在2001年就向全世界公布了这个标准。

正常人嘴里有32颗牙，如果有智齿，最多34颗。所以到80岁还能保持住20颗牙其实并不是很难做到的事情，只要我们平时多关注口腔卫生，使用正确的方式刷牙护牙，少吃对牙齿刺激性强的食物，相信大部分人都能做到"8020"。

▌吃"软"不吃"硬"

有人平时喜欢用牙齿咬一些坚硬的食物，比如核桃，还有人喜欢用牙开啤酒

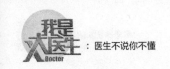

瓶。表面上看用牙齿咬硬物与牙周炎没有太大关系，但急诊室常常有因长期用牙齿开瓶盖而突然牙痛难忍的人，他们检查时一般没有龋洞，但牙齿的舌面上会有一条特别微细的裂纹，又没有完全裂开，这在医学上称为牙隐裂，又称牙裂。有了牙裂，冷热食物进入口腔后会通过这种微裂传导而刺激到牙髓，发生冷热疼痛，甚至感染到牙髓引发牙髓炎。牙髓炎如果不彻底治疗，会造成牙髓变性、坏死等更严重的牙齿疾病。因此，我们平时最好少咬硬物，尤其是老年人，牙齿还是得"省"着点用。

选好牙膏很重要

网上曾有一则新闻说看牙膏包装的颜色能够分辨出牙膏的成分是天然的还是化学合成的。牙膏底部有黑条的是纯化学构成，使用这种牙膏就相当于吃毒药，其实，这是谣言。牙膏底部的颜色叫"切管光标"，只是生产厂家用来确认包装图案位置的标识，与牙膏成分没有半点关系。

不过，牙膏的挑选还是有窍门的。市面上的牙膏琳琅满目，有去渍、美白、口气清晰、防龋、护龈、抗敏，等等，不胜枚举。这里推荐大家选用以下四种牙膏。

含氟牙膏。含氟牙膏是医生主推的牙膏，它可以有效防龋齿，因为添加氟化物能够有效提高牙齿的抗腐蚀能力，抑制致龋细菌的生长繁殖。但是，3岁以下的儿童应避免使用含氟牙膏；4~6岁儿童应在大人指导下使用含氟牙膏，而且每次刷牙使用量应为黄豆粒大小。另外，由于正常口腔环境中也有一定量的氟存在，25岁以后，牙齿经过再矿化，增加了牙对龋齿的抵抗力，龋齿发病率显著下降，并趋向稳定，因此25岁后可以不再使用含氟牙膏。另外，高氟水地区的人们也不宜使用，以免引起氟中毒。

抗菌牙膏。抗菌牙膏添加了某些药物成分，是一种广谱抗菌剂，它能有效抑制口腔内的某些细菌，对缓解牙龈炎症有一定辅助作用。但是要特别提醒大家：血液病患者需长期服用抗凝药物，应慎重选用此类牙膏。对于止血性的药物牙膏不能过分依赖，也不可滥用。因为牙龈出血是某些疾病的征兆，如果过早使用药物牙膏容易掩盖疾病症状，错过诊治时机。消炎牙膏也不能长期使用，否则会导致口腔内正常菌群失调。

脱敏牙膏。牙齿表面的牙釉质被磨损掉以后，牙本质就直接暴露在表面，受到各种冷热刺激，脱敏牙膏里有些成分可以将牙本质表面的小管封堵住，缓解牙本质过敏。

增白牙膏。增白牙膏里面含有过氧化物或羟磷灰石等药物，采用摩擦和化学漂白的原理去除牙齿表面的着色，起到洁白牙齿的作用。但是，这种美白牙膏只适合个别人群，如吸烟、喝咖啡和有色饮料等引起的轻度牙齿变色者，而对四环素牙、氟斑牙等深层着色者基本没有效果。另外，通过颗粒摩擦会破坏牙齿表面的牙釉质，使牙齿表面变得粗糙，牙渍更容易沉积，因而不能长期使用。

✚ 实｜用｜妙｜方

芹菜"口香糖"

要想预防牙周炎，就得及时清除牙菌斑，而有种纯天然、无添加剂的食物，正是去除牙菌斑的高手，那就是芹菜。有这么一个实验：首先对被测试者的口腔环境进行取样，之后让被测试者食用芹菜，2个小时后对其口腔同一部位再次取样，结果发现：食用芹菜后，口腔中的菌落数量明显减少。这是因为芹菜中富含粗纤维，与牙齿摩擦，物理性地将牙垢清除了，有效抑制了口腔细菌生长。

芹菜里的粗纤维就像扫把，不仅能扫掉牙齿上的部分食物残渣和牙垢，还能在咀嚼过程中刺激分泌唾液，平衡口腔内的酸碱值，达到自然的抗菌效果。除了芹菜以外，香菇、新鲜的薄荷都富含粗纤维，可以有效清除牙菌斑。

嚼茶叶，吃奶酪

除了粗纤维可以有效去除牙菌斑，还有一种物质也是可以预防牙菌斑的，它就是氟。氟是预防牙菌斑特别好的物质，氟是形成强硬骨骼和预防龋齿所必需的。正常人体骨骼中含氟0.01％～0.03％，牙釉中含氟0.01％～0.02％。在缺氟的地区，龋齿病很普遍。科学家测定：饮水含氟量小于每升0.5毫克时，龋齿发病率可高达70％～90％；而饮水含氟量每升为1.5毫克时，龋齿发病率可在10％以下。绿茶里含有大量的氟，平时我们喝茶的时候，可以先嚼一小口茶叶，吐掉之后再喝茶，护齿的效果特别好。

除了粗纤维和氟之外，奶酪也能有效预防牙菌斑。澳大利亚牙科学会有研究表明：除了丰富的钙、磷酸盐等牙齿营养物质，奶酪还含有独特的酪蛋白，酪蛋

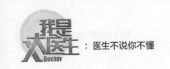

白能有效阻止牙菌斑形成，修复牙齿既有损伤。此外，奶酪还可以刺激唾液分泌，平衡口腔内的酸碱环境，抑制细菌生长，坚固牙胚。因此，奶酪堪称牙齿健康的"梦之食品"。

乌梅绿茶冰糖饮

中医有"生津能固齿"一说，这在现代医学同样说得通。唾液不仅可以调节口腔内酸碱平衡，还能抑制细菌滋长，达到除菌固齿的效果。国外有研究表明：老年人患龋齿的原因和唾液的质和量有密切关系，成年人一般一天的唾液量为1000~1500毫升，而老年人的唾液量减少到750毫升。同时，中老年人由于长期吃各种药物，涎腺分泌受到很大影响，这使得他们比年轻人更容易出现牙齿问题。

结合上述几个护齿小窍门，这里为大家推荐一款：乌梅绿茶冰糖饮。

材料

乌梅5颗，绿茶、冰糖适量。

制作

将乌梅放入锅中加水适量煎煮，煮沸后10分钟，加入一小撮绿茶与适量冰糖，然后放入冰箱保存起来，待天热时拿出来喝即可。

乌梅冰糖饮本身是生津止呕的良方，加上可以去除牙垢的绿茶，生津护齿的效果加倍。而且，这款乌梅绿茶冰糖饮清凉可口，特别适合炎夏时节饮用。

07
CHAPTER

救命还是要命？
全在一个"吃"

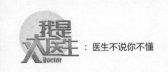

我们吃的都是"毒药"

据研究统计，有1/4的食物中毒不是发生在饭馆，而是发生在我们自己家里。而且随着现在食品安全问题日趋严重，这个数据还可能会更高。最关键的是，有的食物中毒症状不算严重，很多人会误以为是肠胃异常，不会主动去医院检查。但食物大家是天天都吃的，有些细节不注意，日积月累下，你可能已经病入膏肓。

➕ 健|康|顾|问

日常食物里暗藏毒药

悦悦不怀好意地看着王成钢："王成钢，你今天一上场就很兴奋嘛。"

王成钢立即辩解道："当然，因为今天我们大医生梦之队来了一位新成员。"

袁嫄微笑着做自我介绍："大家好，我是来自积水潭医院的袁嫄，是一名麻醉师。"

王成钢很夸张地鼓着掌："好厉害！欢迎欢迎！"

悦悦无奈地叹了口气："王成钢你收敛一点，别吓坏新同事。"

李建平也跟着笑了："袁医生太好看了，不用麻药成钢已经醉了。"

悦悦："李医生你别管这个见色忘友的家伙了，来看看今天的道具吧。这里摆了一盆黄花菜，还用福尔马林泡了起来，前面还有一些粉末。"

王成钢甩了甩头："好了，我回过神了。今天的道具其实都是毒药，秋水仙碱、黑斑病菌、黄樟素、龙葵碱、氢氰酸。尤其是这个氢氰酸，是真正的剧毒物品，根据《危险化学品安全管理条例》，它是受公安部门管制的，今天台上的只是假的道具。"

袁嫄："但是，这些毒药和这个黄花菜有什么关系？"

李建平："关系很大！因为这些毒药，和这瓶黄花菜一样，都来自菜市场！"

袁嫄很惊讶："真的吗？那我们买菜时可得多加小心了！"

王成钢："袁医生你还亲自买菜呐？悦悦你跟人家学学。"

悦悦："你能听到话里的重点吗？我们说毒，你却在犯花痴！"

李建平："是的，今天提到的这些食物中的毒药，可都是关乎每个人切身健康的，不能掉以轻心！比如这个用福尔马林泡着的黄花菜，它就含有剧毒。"

➕ 病│理│常│识

▌黄花菜里的剧毒

有人做过实验：从我们常吃的黄花菜里提取出一种化学物质，将它注射到实验用的小白鼠身体里，结果不到1分钟，小白鼠便死亡了。这种致命的毒素就是秋水仙碱。

秋水仙碱是一种生物碱，最初是从百合科植物秋水仙中提取出来的，故名。秋水仙碱能抑制有丝分裂，破坏纺锤体，使染色体停滞在分裂中期，从而导致细胞死亡。秋水仙碱被摄入人体后，会在体内代谢成具有极强毒性的氧化二秋水仙碱。成年人如果一次摄入秋水仙碱0.1~0.2毫克（相当于吃鲜黄花菜100克），就会出现中毒症状，其症状与砷中毒类似：中毒后2~5个小时出现口渴、喉咙有烧灼感、发热、呕吐、腹泻等，严重者还可出现便血、血尿或尿闭、肾衰等现象。如果一次摄入量达到3毫克以上，就有死亡的危险。

秋水仙碱主要存在于我们常吃的鲜黄花菜当中。2010年6月8日，福建有市民食用凉拌黄花菜后出现舌头发硬、皮肤发紧等症状，他全身像起了鸡皮疙瘩一样，并且伴有小便失禁，去医院洗胃后才脱离生命危险。这只是其中一个案例，在对秋水仙碱的研究中，医生发现：如果长期摄入这类物质，还会产生很强的生殖毒性，影响胎儿的健康发育。

当然，我们不该因噎废食，黄花菜是好的蔬菜，俗称"健脑菜"，它富含卵磷脂，对增强和改善大脑功能有很好的作用。另据研究表明：黄花菜能显著降低血清胆固醇的含量，有利于高血压患者的康复，可作为高血压患者的保健蔬菜。黄花菜中还含有效成分能抑制癌细胞的生长，加上丰富的粗纤维能促进排便，因此可作为防治肠癌的保健食品。

所以，黄花菜要吃，但要学会安全地吃。秋水仙碱遇热会分解，可以通过高温水煮或者蒸的方式来去除，我们吃的干黄花菜在加工过程中就要经过70℃的蒸

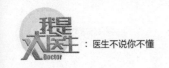

气热烫和90℃的高温烘干。经过这些步骤后，秋水仙碱几乎没有了。

如果要食用鲜黄花菜，可以先在冷水中浸泡2个小时，再用热水煮熟，最后再进行其他烹饪。不过，要千万记住：煮过黄花菜的水不要再作任何使用。

在购买的时候也要注意：最好的干黄花菜为蒸制晒干的黄花菜，颜色为金黄色或棕黄色，花嘴一般呈黑色，抓起来轻，不粘手；而用硫黄薰过或加入过量焦亚硫酸钠的黄花菜色泽呈嫩黄色或偏白色，而且用手捏有粘手感。

这里再为大家破除一则谣言：不少人在网上说金针菇也富含秋水仙碱，吃多了会致命。其实，这是因为黄花菜又叫金针菜，有人把它和金针菇弄混淆了，以讹传讹。大医生做过实验：金针菇里完全没有秋水仙碱，大家可以放心食用。

✚ 专|家|讲|堂

你吃过龙葵碱吗

冯双庆 中国农业大学食品学院教授、博士生导师

释疑

据研究统计，有1/4的食物中毒不是发生在饭馆，而是发生在我们自己家里。而且随着现在的食品安全问题越来越突出，这个数据还可能会更高。最关键是，有的食物中毒症状不算严重，很多人会误以为是肠胃异常，不会主动去医院检查。但食物大家是天天都吃的，有些细节不注意，日积月累下，你可能已经病入膏肓。

除了前面提到的秋水仙碱，龙葵碱也是大家最容易吃到的毒药之一。龙葵碱对胃肠道黏膜有较强的刺激性和腐蚀性，对中枢神经有麻痹作用，尤其对呼吸和运动中枢作用显著。它还对红细胞有溶血作用，可引起急性脑水肿、胃肠炎等。成年人一般食入0.2~0.5克龙葵碱就可以引起中毒反应。

龙葵碱中毒比秋水仙碱中毒机率要大，是因为它存在于一种我们最常吃的蔬菜——西红柿里。当然，不是正常的西红柿，而是未熟的、绿色的西红柿。有不少人觉得绿色的西红柿可以放得久一点，还有些人干脆就觉得绿色的更好吃一点。但是，这样的西红柿却和发芽的土豆一样，都富含龙葵碱。其实，这是植物的一种自我保护机制，在发育期为了防止被动物食用，一般果实、种子都会带有

毒性，起到保护自己的作用。

一般每100克土豆含有龙葵碱10毫克左右，不会导致中毒症状。而未成熟的或因贮存时接触阳光引起表皮变绿、发芽的土豆，每100克中龙葵碱的含量则高达500毫克，大量食用这种土豆就可能引起急性中毒。

龙葵碱还有一个名字叫茄碱，顾名思义，它也存在于我们常吃的茄子当中。和土豆不同，茄子中的龙葵碱主要存在于果肉，而不是茄皮中。但是，茄皮的颜色和果肉中的龙葵碱含量有很大关系。紫茄子中龙葵碱的含量高，绿茄子的含量相对低些，颜色越深，含量越高。测定还发现：未全熟的茄子，茄碱含量比已长熟的茄子高。

对症

我们买回来的土豆要注意保存，尤其冬天，我们吃菜的选择变少，土豆会被经常吃到。最好将土豆放在干燥、通风、阴凉的地方。土豆喜欢1~3℃的温度，所以最好简单的用纸包裹住，然后放进冰箱。

烹饪时，由于龙葵碱比较耐高温，170℃以下都不会消失，而家里的烹饪方式除了油炸外几乎都达不到这个温度。所以，最好的方法就是使用醋，龙葵碱遇醋就会分解。另外，土豆中90%的龙葵碱都在皮里，所以只要削皮吃，就可以规避大部分的龙葵碱了。

至于茄子，茄子中的龙葵碱含量比土豆要低，大概吃500克高龙葵碱的茄子才能达到25毫克的龙葵碱摄入量，引起恶心、呕吐等初步症状。大家没事应该不会一顿吃500克茄子吧。

➕ 温│馨│提│示

▍南杏与北杏

杏仁本身是好东西，它富含丰富的维生素、蛋白质和铁、钙等矿物质，而且富含不饱和脂肪酸，可以补充人体所需的脂肪，却不增加多余的脂肪。它还富含膳食纤维，对降低胆固醇，预防"三高"有很好的作用。

但是，这么好的杏仁里，却含有我们谈之色变的氢氰酸。不只是杏仁，桃、李子、枇杷等水果的果仁中都含有氢氰酸，其中以杏仁含量最高。有一名40岁的

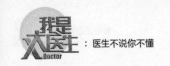

男子就因为吃了250克苦杏仁，2个小时后出现口舌麻木、恶心、呕吐、腹痛腹泻等食物中毒症状。

杏仁分两种，我们俗称"南杏""北杏"，南杏是可以食用的，北杏也就是中药会用到的苦杏仁，就是导致这位男子中毒的原因。苦杏仁中含有苦杏仁苷，苦杏仁苷在体内能被肠道微生物酶或苦杏仁本身所含的苦杏仁酶水解，产生微量的氢氰酸与苯甲醛，对呼吸中枢有抑制作用，能起到镇咳、平喘的作用。但如果服用过量，里面的氢氰酸就会从治病变成害人了。

所以，我们购买杏仁的时候要注意别买成苦杏仁。南杏仁比北杏仁稍大，饱满圆润如桃形，北杏仁也属于桃形，但是饱满度不如南杏仁。外形相对比较难区分，最简单的方法就是尝一下，如果发苦，最好就不要买了。另外，杏仁的外皮和尖部是毒性集中的区域，如果生食太多容易有危险，大家需要注意。

姜居然能致癌

姜是很多营养学家都推荐的，俗语说"家备小姜，小病不慌""夏季常吃姜，益寿保健康""冬吃萝卜夏吃姜，不劳医生开药方""早吃三片姜，胜过人参汤"。姜除了作为做菜的调味品，现在还有提倡直接吃生姜、喝生姜水，对老年人比较好，能抗氧化、抑制肿瘤。

但是，如果不小心的话，这么好的姜也会致癌。

腐烂的姜里会产生一种致癌物质：黄樟素。美国食品药物管理局的一项研究显示：黄樟素是白鼠和老鼠的致肝癌物，在小鼠的饲料中添加0.04%～1%的黄樟素，半年到2年即可诱导小鼠产生肝癌。鉴于上述结果，美国不再允许黄樟素作为食物添加剂。

正常的姜里黄樟素含量极低，但在发生腐烂后，黄樟素含量就会剧增。因此，买姜的时候我们就要注意：不少姜刚从地里出来的时候就被铲伤了，运输过程中已经开始腐烂，但菜贩会掰去烂的部分，再洗一洗，就看不出来了。所以，买姜的时候要注意两点：一是不要买明显烂的，有一点烂的都不要；第二是买带泥的、完整的姜。

另外，姜却是很娇气的，10~13℃是最适宜的存储温度，但家里的冰箱一般只有5℃，而室内温度又往往超过13℃，所以存在家里的生姜很容易腐烂。最好的方法就是随用随买，不要多存。虽然"烂姜不烂味"，但致病风险高。

桂皮、茴香、八角这类的香辛料都含有黄樟素。有些爱吃炖制类菜品的人会经常摄入这些作料里的黄樟素，虽然现在黄樟素的摄入量在医学上还没有明确的规定，但长期食用的确有致癌的风险。另外，肝炎患者或肝功能不佳者要尽量少吃。

红薯安全吗

很多人喜欢吃红薯，除了美味饱腹之外，主要因为它含有丰富的膳食纤维、胡萝卜素、维生素A、B族维生素、维生素C、维生素E以及钾、铁、铜、硒、钙等10余种矿物质，营养价值很高，被营养学家们称为"营养最均衡"的保健食品。

但是，"生病"的红薯同样有致命风险。这种病叫甘薯黑斑病，它是甘薯生产过程中一种十分常见的病害，分布广泛，我国各甘薯生产区均有发生。

红薯表面如果出现黑褐色斑块，就表明受到黑斑病菌（一种霉菌）的污染。黑斑病菌排出的毒素有剧毒，不仅能使红薯变硬、发苦，还能对人体的肝脏产生很大影响。如果误食中毒，会在吃后数小时至数日内出现恶心、呕吐、腹痛、腹泻等情况，严重的还会出现高热、气喘、抽搐、昏迷，甚至死亡。

黑斑病菌能耐高温，无论使用煮、蒸或烤的方法都不能使之被破坏。所以，得了甘薯黑斑病的红薯一定不要食用。现在外面经常有卖烤红薯的移动摊位，但烤制后的红薯都是黑的，很难区分是不是有甘薯黑斑病，因此建议最好不要食用外面的烤红薯。如果吃了，一定要注意口感是否发硬、发苦，如果是，就必须停止食用。

✚ 实 | 用 | 妙 | 方

最科学的洗菜方法

现在很多人都担心食物中的农药残留问题，但不是每个人都会科学地洗菜。

有人会选择将蔬菜长期浸泡的方式来清洗，其实，这样会让蔬菜上残留的有机氯和有机磷等农药成分分解在水里，形成一定浓度后，如果蔬菜依旧浸泡在里面，就反而是染毒，而不是去毒了。尤其是像卷心菜、菠菜等叶类蔬菜，长时间浸泡对于去除农药残留起不到多大作用。

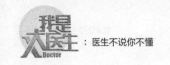

　　还有人坚持用淡盐水来洗菜，认为放一点盐可以让农药溶解，并起到杀菌的作用。但盐水、碱水等都是相对不够平衡的溶液，反而容易把蔬菜中的营养物质溶出，使大量维生素在清洗过程中损失掉。

　　在清洗果蔬时，大家主要应该注意以下几点。

　　第一，去皮。农药大多残留于蔬果表面，除去外皮就能大大减少接触农药的机会。需要注意的是，除去外皮之前，蔬果还是要清洗一遍，避免双手沾染到蔬果外皮上残留的农药。在农药残余里，有一类是杀菌剂，杀菌剂可以预防蔬果发霉腐坏，延长蔬果保鲜期，但却对人体的健康有害。如果你剥开一个水果皮后发现果肉已有些败坏，但外皮并未发霉，有可能是喷洒过多杀菌剂所致，这样的水果最好就不要吃了。

　　第二，"泡洗刷切"四步走。蔬果食用前要进行"浸泡、流动、刷洗、切除"四个步骤的清洗。也就是先不去皮，浸泡5分钟左右，让蔬果表面的农药溶解；然后再以流动的小水不断冲洗15分钟左右，将表面农药带走；如果表皮凹凸不平或有绒毛，可开大水冲并用软毛刷洗；最后，切除蒂头与根部，再稍微清洗一下。

　　第三，高温加热。高温除了有杀菌的功效外，多数农药会被挥发、分解掉，硝酸盐、草酸盐等有害物质也会被去除。芦笋、竹笋、玉米、菜花、芹菜、青椒等蔬果，均适合用高温杀菌后再食用，尤其是青椒这类易施打系统性农药的作物。完全洗净后，用90℃以上的热水汆烫1分钟，再用冷水迅速冲洗即可清除农药。但要记得：汆烫后的菜汤含有农药，不要再食用，且加热时最好打开锅盖，让农药随着水蒸气挥发。

杯中秘密：你喝的究竟是什么

病从口入，并不只是针对饭菜，就连看起来健康无害的各种饮品，其实也是危机四伏。我们日常饮品中含有太多"被隐藏的毒药"，尤其是喝的。像果汁，我们都以为很有营养，应该多喝，但其实一瓶果汁里的含糖量就已经把我们一天的糖分摄入指标给用光了。喝过量就容易造成一系列健康问题，不得不防。

✚ 健│康│顾│问

合法的"毒药"

王成钢："我们知道，血液是人类生命的源动力，人类各个组织器官所需的营养和热量，都必须通过血液来运送。"

栾杰："是的，如果血液成分发生改变，将直接导致生物体内出现生理变化和病理变化。"

李建平："血液一旦变得黏稠，血液流速减慢，机体组织所获取的氧气和养分就会相对减少。如果发生凝血，还会出现血栓，从而引发缺血性心脑血管疾病，严重的还会出现急性心肌梗死。"

悦悦想了想："我明白了，血管大多都是很细的，黏稠的血液就像是狭窄马路上的破旧汽车，它们随时都可能抛锚，造成血管'堵车'，成为我们身体致命的隐患。"

王成钢拍手叫好："这个比喻很恰当，悦悦你可以去教小学三年级语文了。"

栾杰："这两瓶血液表面看起来没有任何区别，但在体内的工作效率却有着巨大的差异。"

李建平："很明显，右边血液的流速比正常的血液要慢很多，也就是比较黏稠，这是因为，右边的血液'中毒'了。"

栾杰："没错！让右边血液'中毒'的其中一个重要因素，就是一种潜藏在我们生活中的物质，我们叫它——合法的'毒药'。"

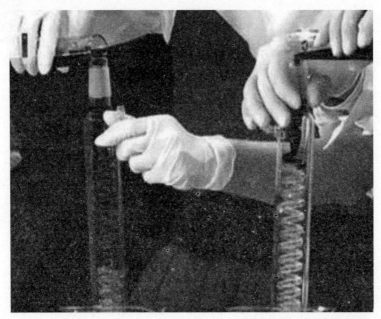

▲ 两种血液的流动速度

悦悦很是惊讶："合法的'毒药'？'毒药'还有合法的吗？"

王成钢："有的，这种'毒药'不仅合法，而且非常普遍，它是我们人体所必需的营养，我们每天都会摄取它。但是，当它被摄入过量的时候，它就会附着在血液中的蛋白质上，产生有害物质，久而久之，你的血液就会'中毒'，变成这种黏稠的血液。"

悦悦："我已经猜到是什么了，这个'毒药'我就特别喜欢吃，每次吃完心情就会变好，变好之后就想接着吃，结果越吃越多。"

王成钢拍了拍悦悦的肩膀："所以你就长成了现在这种体形。的确，这种'毒药'的厉害之处就在于它不仅有毒，还会让你上瘾。"

李建平："就在前两天，有个刚满40岁的女患者来看我的门诊，说她老是胸闷、心慌。我检查后确定她患上了心脏病，她特别纳闷，她体重正常，家里也没有心脏病史，自己也没有高血压，为什么这么年轻就会出现心脏问题呢？原来，就是因为她很爱吃这种合法'毒药'。"

王成钢："是的，摄入过量的合法'毒药'会导致血管收缩、血压增高，还会导致肝脏发胖，形成脂肪肝，从而导致尿酸和坏胆固醇增高，再度增高血压，最终导致心脏病和中风风险的增加。除此之外，它还能诱发偏头痛，刺激肠息肉增长，增加直肠癌的风险。"

栾杰："提醒大家，如果你长期超量吃进这种合法'毒药'，你的整个肝脏都可能变成白花花的脂肪。而且，这种'毒药'不仅会转化成脂肪，它还会加快肝脏细胞储存脂肪的速度。积少成多，会导致脂肪像一个个小球一样聚集在肝脏周围，形成非酒精性脂肪肝。"

王成钢："好了，不卖关子了，这种危害多多的'毒药'就是糖。"

✚ 病 | 理 | 常 | 识

▎你喝过多少"隐藏"的糖

我们日常饮品中含有太多"被隐藏的"糖分，尤其是喝的。像果汁，我们都以为很有营养，应该多喝，但其实一瓶果汁里的含糖量就已经把我们一天的糖分摄入指标给用光了。根据世卫组织的要求，成人和10岁以上儿童每人每天摄取的糖分是50克左右，约等于10块方糖，而5~10岁的儿童每天最多摄取45克糖，相当于比成人少1块方糖。

但是，目前国内的甜饮料按一瓶500毫升来算，平均含糖量就在50克左右，已经达到了我们每天需要的糖摄入量。另外，每克糖会带来4千卡的热量，喝2瓶半饮料带来的热量就约等于成年女性一顿饭全部的热量。

以很多女性常喝的冰糖雪梨为例，它看起来非常健康，还特别应季，但其实含糖量超高，这样一瓶饮料大概等于14块方糖。如果一年365天都喝的话，就相当于摄入了5110块方糖。

饮料类别	容量（毫升）	含糖量（块）
XXX冰糖饮料	500	14
XXX柠檬味碳酸饮料	500	13
XXX果汁饮料	500	12
XX 可乐	500	12
XXX 凉茶	500	10

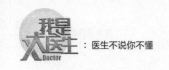

续表

饮料类别	容量（毫升）	含糖量（块）
XX 冰红茶	500	10
XX100% 橙汁	500	10
XX 低糖绿茶	500	4

我们的味觉并不可靠，对甜的感觉和糖的含量之间不成正比。比如柠檬，就是微甜的，但柠檬碳酸饮料的含糖量却是相当高。每年夏天，都是人们"吃糖"最多的时候，因为高温酷暑导致各种冷饮和甜性饮料的消费迅速上涨。当我们在天热时咕噜咕噜一口气喝掉一瓶类似饮料时，就相当于瞬间吃进去了十几块方糖。

可怕的是，我们只知道含糖饮料容易导致肥胖，却不知道它甚至能加速人的死亡。哈佛大学公共卫生学院的研究人员调研发现：2010年全世界有18.4万例死亡与含糖饮料直接相关，其中13.3万人死于糖尿病，4.4万人死于心血管病以及6000人死于癌症。这些人的死亡均和长期大量摄入含糖饮料有直接关联。

常喝含糖量高的饮料最容易出现的就是肥胖和糖尿病，但还有一个更为致命的影响，就是长期"营养不良"。因为摄入段时间大量摄入糖分后，我们人体的血糖会迅速升高，继而使中枢神经感到"饱了"，这种喝饮料造成的"不吃即饱"会从长远上影响我们的食欲，还会阻碍各种营养物质的正常摄取。久而久之，我们就成了营养不良。

✚ 专|家|讲|堂

你还敢乱喝吗

释疑

比一般果汁饮料含糖量更高的是号称零脂肪、促进胃动力、富含乳酸菌的"健康饮品"。乳酸菌可以促进肠蠕动，很多人习惯饭后喝一瓶，助消化。殊不知，肠胃动力是增加了，血液含糖量也跟着蹭蹭往上涨。因为有些类似的乳酸健康饮品含糖量相当于15块方糖。

奇怪的是，我们在这些饮料的配料表上完全找不到"糖"的字眼。这是因为：配料表上的碳水化合物就是糖，碳水化合物又叫糖类化合物，这类饮料的碳水化合物含量通常都超高。因为，首先，活性乳酸菌的发酵必须有充足的糖分，因此在生产乳酸菌饮料时，必须添加足量的糖类物质，确保乳酸菌生长良好。其次，乳酸菌发酵会产生大量乳酸，味道很酸，必须添加大量糖来调整酸味。所以，看似健康的乳酸饮料里的糖含量其实比果汁饮料还要多。

如果你习惯三餐之后都喝一瓶乳酸菌饮料助消化的话，一天就相当于吃了45块方糖，超过人体每天所需的4倍还多。

不过，这还不是含糖量最高的饮料。有一种"全糖饮料"，它的甜味完全靠加糖来实现，每瓶含糖量相当于16.5块方糖。这就是可乐。有研究表明，每天喝1瓶可乐，一年就会至少增加7千克的体重。

增重还是其次，关键是它还会带来其他健康风险。我的同事曾收治过一名高三的患者，他平时很爱喝可乐，几乎每天都要喝。结果有一次，他打篮球的时候被人用胳膊肘推了一下胸口，当时只觉疼了一下，但不久后胸前竟长出一个巨大的瘤子。到医院检查才知道，他竟然患上了糖尿病而不自知，在被人撞到后，胸口皮下伤口出现淤血，无法愈合，才形成了一个大瘤子。虽然淤血瘤可以通过手术切除，但糖尿病却将成为伴随他一生的痛苦。

饮料不能乱喝，那鲜榨的果汁呢？其实，市售的某些鲜榨果汁，要比全糖饮料还可怕。根据检测，市售的1杯柠檬茶含糖量相当于22块方糖，鲜榨橙汁相当于20块，蜂蜜芦荟相当于17块，西瓜汁相当于11块。

柠檬茶含糖量最高，是因为柠檬水太酸，必须要用大量的糖分来中和味觉。而且，即便是加了22块方糖，它喝起来还是酸酸的，由此可见那些不太酸的柠檬茶的含糖量有多么恐怖。而且，我们的味蕾已经被训练得很"重口味"了，22块方糖喝下去也不会觉得无法接受。但是，这么喝下去，我们的血液得有多黏稠？

至于本来已经很甜的西瓜，为什么榨汁后还要添加不少糖呢？这还是我们的味觉在作祟，当我们习惯甜度很高的果汁后，西瓜直接榨汁后的甜度和我们预期是有落差的。如不加糖调味，顾客还以为这西瓜汁不新鲜呢。但是，西瓜本身就含糖，再加上调味的糖，这一杯西瓜汁就相当于我们一天的糖摄入量了。

需要特别提醒有小孩的家长，摄入过量的糖，对小孩生长发育会有影响。研究发现，体重约20千克的一年级小学生，每摄入35克的糖，例如一瓶350毫升的可乐，他体内的生长激素就会停止分泌2个小时。

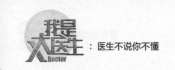

而且，生长激素不是只有儿童才有的，它贯穿于人的一生。它不仅能促进人体骨骼的生长，还能调节人体代谢，促进蛋白质合成和脂肪分解。不仅儿童需要，成年人同样需要。另外，生长激素随着年龄增长，分泌量是日趋减少的。生长激素的分泌在20岁时达到顶峰，大约每天500微克，30岁以后开始随着年龄增加而慢慢衰减，到60岁只有每天300微克，80岁的老人就只有每天25微克了。所以，对成年人来说，生长激素本来就很珍贵，不要再人为地对它造成伤害了。

对症

从今天开始，只要停止喝饮料，或者减量到1个月1瓶，你的脂肪肝也许就会开始康复，你的心脏也许就会比以前更舒服，你的血脂也许就会开始回落，你的血压也有可能开始降低。至于你的体重，则一定开始下降。

我一位患者的儿子32岁时体检发现轻度脂肪肝，他妈妈说他不吸烟也不喝酒，应该没关系。结果第二年体检，变成中度脂肪肝了。他妈妈急了，问我怎么回事，我通过询问发现她儿子特别爱喝饮料，我说："那你让他1年别喝了，饮食方面则一切如常。"她回去真的管住了儿子，坚决不让他喝饮料，结果1年后再检查，他连轻度脂肪肝都没了。

✚ 温│馨│提│示

▌果汁的营养没你想的那么多

对于水果，建议年轻人直接吃，中老年人牙口不好的话，再选择榨汁喝。因为水果直接吃，营养要比榨汁高出很多。因为完整的水果被外壳包裹时，营养成分都会完好地保存在细胞里，但在榨汁的过程中，当它被绞碎，细胞壁也会被打开，就像我们皮肤破了一样，水果的营养成分就开始被氧化流失的过程。一般刚榨好的果汁只需30分钟，它的营养成分就可以完全被氧化掉。即使榨好了马上喝，营养也会流失一小部分。

其实，人体老化过程也是人体"氧化"的过程。就像原本平滑坚固的铁，在空气中长时间与氧发生反应，便氧化形成生锈的铁。只不过有的氧化反应时间比较缓慢，比如生锈和人体老化；有的氧化反应时间快，就像水果榨汁。

不过，榨汁后营养少了，但糖分却一点没少。如果让你一口气吃掉四五个橙子，你也许吃不动。但如果榨成汁，你却能一口气喝掉。这四五个橙子里的糖分就全部被你吸收了。而且，喝完橙汁后你不会觉得饱，胃口反而更好，吃得更多，糖分的摄入就又上了一个台阶。

榨汁还有一个坏处：榨完那些被过滤掉的渣滓，其实正是水果里富含的膳食纤维，它能让身体充分吸收水果里的营养物质，又不至于吸收太多糖分，它还可以让血液中的血糖和胆固醇控制在最理想的水平，帮助糖尿病患者降低血糖、血钠和甘油三酯。这么好的膳食纤维，却在榨汁后被轻易丢弃了。

不同蔬果的含糖量

使用糖量仪，我们可以很方便地测量不同蔬果里的含糖量。凡是低于10%的水果都属于含糖量较低的水果，超过10%就需要糖尿病患者警惕了。下面是一张详细的常见蔬果含糖量表格，大家可以根据这个表格选择最适合自己的蔬果。

含糖量	食物	含糖量	食物
1%	南瓜、紫菜、生菜	2%	小白菜、小油菜、菠菜、芹菜、青韭、蒜黄、莴笋、黄瓜、西红柿、西葫芦、冬瓜、菜瓜、茴香、圆白菜
3%	大白菜、黄韭、鲜雪里红、茄子、小红萝卜、角瓜、瓠子、鲜蘑菇、豌豆苗、酸菜、塌棵菜	4%	圆白菜、韭菜、绿豆芽、豆角、西瓜、甜瓜、菜花、扁豆荚、茭白、春笋、油菜、空心菜、臭豆腐
5%	丝瓜、小葱、金花菜、青椒、青蒜、青梅、酱豆腐、韭菜花	6%	白萝卜、青水萝卜、大葱、韭菜薹、冬笋、草莓、桃、枇杷、豆腐干、黄豆芽
7%	香椿、香菜、毛豆、黄桃子、黄胡萝卜	8%	生姜、洋葱头、胡萝卜、樱桃、柠檬
9%	橙子、菠萝、李子、莲蓬、榨菜、蒜苗	10%	葡萄、杏
11%	柿子、沙果	12%	梨子、橘子、豌豆、橄榄
13%	柚子	14%	荔枝、山药
15%	苹果	16%	土豆
17%	石榴	20%	香蕉、藕
22%	红果、甘蔗、哈密瓜	50%	切面、烙饼、油饼、巧克力、柿饼
70%	米、面、玉米面、蜜枣	85%	粉条、粉丝

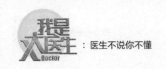

✚ 实|用|妙|方

榨汁机的妙用

有些老人牙口不好，没法直接吃水果，必须榨成汁喝，又不想丢失膳食纤维，最好的方法就是使用不会过滤果肉的榨汁机。每次只打一个苹果（或其他水果），每天多打几次即可。

世卫组织规定：正常人每天最少要摄入300克水果，最好是400~500克，癌症患者则是800克。可以早上打一个100多克的苹果，下午打一个100多克的梨子，晚饭前打一个100多克的橙子，这样就能基本能满足人体的最低需求了。不过，要保证在果汁打好后的3分钟之内喝掉它，保证营养成分的完整摄取。

最健康的"健脑饮"

不见得一定只喝苹果、梨子、橙子这三种水果的果汁。有营养的水果特别多，这里为大家推荐一款能让你到90岁依然头脑清醒的"健脑饮"。

90多岁的索颖老人是宣武医院的原主任营养师，她的老伴秦含章更是100多岁高龄，但他俩却身体健康，头脑清醒。秦含章老人平时还能练习书法、写诗，这得益于索颖老人年轻时研发的一种"健脑饮"。这款健脑饮里起最决定性作用的基料，就是猕猴桃。

据美国罗格斯大学食品研究中心测试，猕猴桃是各种水果中营养成分最丰富、最全面的水果，是当之无愧的"水果之王"。猕猴桃的营养十分丰富，尤其维生素C含量，是西红柿的36倍、苹果的20倍，1颗猕猴桃就能提供一个人一天维生素C需求量的2倍多。而且它富含各种微量元素，被称为"营养金矿""保健奇果"。

首先，猕猴桃富含具有出众抗氧化性能的植物性化学物质超氧化物歧化酶（简称SOD），据美国农业部研究报告：猕猴桃的综合抗氧化指数在水果中仅次于刺梨、蓝莓等小众水果，远强于苹果、梨、西瓜等日常水果。

其次，猕猴桃可以作为治疗坏血病的饮料。它含有的维生素C有助于降低血液中的胆固醇水平，起到扩张血管和降低血压的作用。定期喝1茶匙猕猴桃粉加上适量的温水制成的饮料，可以帮助我们稳定血液中的胆固醇水平。

另外，猕猴桃是一种很好的解酸剂。无论身体出现什么与酸性有关的问题，如胃灼热、胃酸反流，等等，都可以选用一杯猕猴桃果汁，可以很好地减轻肠胃不适。由于其可以提高人体总蛋白质水平，在餐后喝一杯猕猴桃粉制成的饮料，可以解决脾胃虚弱问题。

猕猴桃还富含精氨酸，是一种有效的血管扩张剂，能有效改善血液循环，阻止血栓形成，降低冠心病、高血压、心肌梗死、动脉硬化等心血管疾病的发病概率。除此之外，猕猴桃的功效还包括提升免疫功能，治疗肝脏疾病、消化不良、贫血、泌尿系统问题、呼吸系统疾病、大脑疾病等。

猕猴桃"健脑饮"的做法：先将猕猴桃洗净削皮，切成小块，用小勺用力按压，让果肉和汁液充分混合；之后加入凉白开，让水和猕猴桃泥充分混合；最后，为了口感，可以适当加一点蜂蜜。这样一杯富含维生素C、营养丰富的"健脑饮"就完成了。

不过，需要注意的是：猕猴桃虽好，但对于5岁以下的儿童来说，还是要少吃。因为这个年龄段的孩子很容易对猕猴桃产生过敏反应，严重的甚至会出现呼吸困难和虚脱。

另外，猕猴桃虽然好，但吃起来也有讲究，它不能和牛奶同食。因为猕猴桃中的维生素C含量很高，极易和牛奶中的蛋白质凝结成块，造成腹泻、腹痛和腹胀。

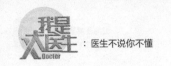

盲目喝汤的代价：肾衰竭

俗话说："饭前先喝汤，胜过良药方。"中国人极爱喝汤，民间长期流传有不少"食疗汤"。是的，我们不会天天吃虫草盛筵，不会天天吃海鲜大餐，但很多人都会天天喝汤，认为喝汤百利而无一害，而且是越补的汤越好，但大家往往忽略了：如果喝错了汤，对人体的伤害也是很大的。例如：很多补汤里就含有一种对肾脏危害性极大的物质——嘌呤。

➕ 健|康|顾|问

有些汤可不能瞎喝

悦悦："我们知道了剩菜，甚至是新鲜蔬菜里的'大肠杆菌'会伤肾，应该没有什么食物比这个'超级细菌'更厉害了吧？"

陈修远神秘地笑道："那可真不一定，看看我们大家带来的第二件'礼物'——小汤勺。"

悦悦忍俊不禁："这应该不是王成钢家的汤勺吧？"

王成钢略感奇怪："你为什么这么确定？"

悦悦笑道："你们家怎么会有这么洋气的东西！"

陈修远："玩笑归玩笑，不过，真有人因为喝汤喝出了肾衰竭。有一位来自南方的、常年喝汤的男子就喝出了肾衰竭。他从小就爱喝汤，再加上是一个生意人，总是在外面和客户大吃大喝，每餐少不了各种滋补的浓汤。后来因为身体不适到医院看病，竟被查出了肾衰竭。"

悦悦很惊讶："太吓人了，喝汤也能喝出肾衰，他到底喝的是什么汤，难道是在家的时候他经常喝隔夜的汤？"

李建平摇摇头："还真不是，他喝的就是新鲜的汤。这里有西红柿鸡蛋汤、菌汤（香菇汤）、排骨汤和黄豆猪蹄汤，你们猜猜是哪个？"

陈修远："我超爱喝西红柿鸡蛋汤！"

悦悦："我超爱喝黄豆猪蹄汤！"

李建平："其实，导致这位患者肾衰竭的汤不是肉汤，而是菌汤。现在很流行喝菌汤，而且在吃火锅的时候，中间有一个专门熬汤的地方，里面放的就是各种菌类。然而，菌汤里含有一种特殊的伤肾成分，尤其是用各种菌（香菇、蘑菇、金针菇、紫菜、黑木耳、银耳）熬出来的汤里面，这种特殊的伤肾的成分含量最多，这种特殊成分就是嘌呤。"

➕ 病│理│常│识

嘌呤是如何引起肾衰竭的

嘌呤进入体内后，经过肝脏代谢，转化成尿酸。尿酸要经过肾脏排泄，当血液中的尿酸浓度过高时，尿酸即以钠盐的形式沉积在肾脏中，会导致肾结石或是直接引起肾小管的炎症反应，严重影响到肾脏的功能，最终出现肾衰竭。

也就是说，嘌呤本身不伤肾，但是嘌呤在体内转换成的尿酸很容易伤肾。有些人本身对嘌呤转化的尿酸排泄有障碍，还有人是有慢性肾脏病的，这两类人若是经常饮用富含嘌呤的菌汤，体内尿酸就会越积越多，最终形成尿酸结石。一般的肾脏结石是大块的，会引起尿路的痉挛性疼痛。但嘌呤引起的尿酸结石是微结晶，它不是堵在尿路，而是堵在肾里面很细的肾小管里，这种阻塞会引起肾小管炎症，严重者会出现肾衰竭。

➕ 专│家│讲│堂

一切为了你的肾

刘文虎 北京友谊医院肾内科主任

释疑

大家应该对嘌呤并不陌生，因为一说到嘌呤，我们就会想到痛风，但这种物质其实对肾的损伤也是很大的。有很多患者肾功能受损后找我来看病，结果查来查去，最终找到的根源就是吃了高嘌呤的食物。

我们不会天天吃虫草盛筵，不会天天吃海鲜大餐，但很多人都会天天喝汤，

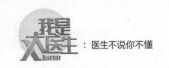

认为喝汤百利而无一害，而且是越补的汤越好，但大家往往忽略了：如果喝错了汤，对肾的伤害是很大的。而且，这些高嘌呤食物并不是只有做成汤才伤肾，它们炒着吃或是涮着吃也会伤肾。但相对来说，以汤的形式吃对肾的伤害最大，因为在熬制的过程中，其嘌呤浓度会越来越高。

除了菌类以外，豆腐、海鲜也是高嘌呤的食物。但相对而言，嘌呤含量最高的是用动物的内脏熬制的浓汤，像动物的肝脏、大肠等。很多人平时喜欢吃的卤煮就属于这种，建议大家少吃卤煮。如果在不知道自己肾功能情况如何时经常吃这个，是会出大问题的。至于本身就患有痛风或是肾病的人，以及上了年纪，肾功能衰退的人就真的要对此忌口了。

对症

1. 限制高嘌呤食物的摄入，如动物肝脏、肾、胰、脑等动物脏器以及浓肉汤、菌汤、鸡汤、鱼子等。对高嘌呤的食品，食用前要先加水炖煮，并弃汤食用。植物性食物中，全谷、干豆、菜花、菠菜等也含一定量嘌呤，也要适当限制。

2. 限制脂肪摄入，因为脂肪能阻止肾脏对尿酸的排泄。

3. 多摄入富含B族维生素及维生素C的食物，使组织中沉积的尿酸盐溶解。

4. 多吃一些碱性食品，如蔬菜、水果、矿泉水等，因为碱性环境中尿酸盐易溶解，在酸性条件下易结晶。

5. 禁食能使神经系统兴奋的食物，如浓茶、咖啡、辛辣刺激性食物及酒等。

✚ 温|馨|提|示

喝淡汤也有陷阱

菌汤不宜多喝，那清淡一点的汤呢？以菠菜鸡蛋汤来说，它看似清淡，但里面同样含有一种可以伤肾的物质——草酸。草酸和嘌呤转化的尿酸一样会堵塞肾小管，形成肾结石，影响肾功能。

那我们怎么分辨蔬菜中是否含有较高的草酸呢？有一个特别简单的办法，那就是尝一下这个菜是否有苦涩的味道。像苦瓜、茭白，还有一些野菜都是有一些苦味的，而这些都是高草酸的食物。面对这些高草酸又常吃的菜，烹饪时要用水焯一下。别小看这个动作，它能去掉菜中40%~70%的草酸。用焯过的菜去做汤就没什么问题了。

豆浆的另一面

很多人爱喝豆浆，早餐配一杯热气腾腾的豆浆几乎是理所应当的事。但可别以为豆浆只有健康营养这一面，对特定人群来说，豆浆就是一种善于伪装的"毒药"。生豆浆里含有一种叫皂素的有毒物质，通常在食用0.5~1个小时后就可以发病，会使人恶心、呕吐、腹痛，严重的会损伤肾功能。但豆浆在真正被煮沸消失毒性前会有"假沸"现象。

当豆浆加热到80℃时，会出现泡沫，而且会随着温度增高泡沫越来越多，看上去很像是已经沸腾了，其实这个时候豆浆并没真的烧沸，伤肾的毒素依然存在。为了把毒素全部消灭，在煮豆浆时要先用旺火，当出现泡沫上溢时，再改用小火，直到泡沫逐渐消失为止。

豆角也不是善荏

豆角如果吃对了那是美味佳肴，但吃错了那就是一盘毒药。豆角里含有一种毒素叫皂素，这种毒素会强烈刺激消化道，使人食物中毒，出现胃肠炎症状，严重的还会导致急性肾衰竭。豆角里的皂素在两头和两侧，主要在豆角两侧的荚丝里。有时候我们嫌摘豆角麻烦，直接掰成几段就做着吃了，不会太认真地把两侧的丝全部去掉，这是很不健康的。

豆角的正确做法：除了做之前要仔细摘洗，很多人豆角中毒还是因为没有做熟就吃了。当豆角处于煮沸5分钟的状态下，皂素产生达到最高点，而之后才逐渐减弱。所以豆角的最佳吃法是炖着吃，保证锅中的水没过豆角，等水开后在煮沸状态下烹饪20分钟，豆角的毒素就会完全消失。如果偏爱吃炒豆角，那千万不要过于贪图脆嫩的口感，在炒豆角时，每锅的豆角量不应超过容器的一半。用油煸炒后，加水适量并保持100℃小火焖上10余分钟，定时用铲子翻动豆角使其均匀受热，当你看到坚挺的豆角变为蔫软，颜色由鲜绿色变为暗绿色时，这个豆角就可以放心食用了。

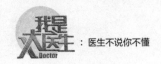

搭配碱性食物

如果我们体内已经有了过量的尿酸或是草酸，有什么办法可以排出去呢？答案是搭配着吃一些碱性的食物。实验表明：在倒入一杯碱水之后，之前的尿酸沉淀物就被溶解了，也就是说如果我们搭配着吃碱性食物，就可以达到溶解体内的尿酸盐，使尿酸排出体外的目的。馒头、胡萝卜、西红柿、土豆等都是不错的碱性食物，平时还可以吃一些水果，如苹果、香蕉、梨，等等，这些都是碱性的食物，对排除体内多余的尿酸能起到一定的作用。